DES

VOMISSEMENTS DE SANG

SUPPLÉMENTAIRES DES RÈGLES

ET PATHOGÉNIE DES HÉMORRHAGIES SUPPLÉMENTAIRES

DU FLUX MENSTRUEL

EN GÉNÉRAL

PAR

G. LOREY,
Docteur en médecine de la Faculté de Paris,
Ancien interne des hôpitaux de Paris (1870-1874),
Membre de la Société anatomique,
Médaille de bronze de l'Assistance publique.

PARIS
ADRIEN DELAHAYE, LIBRAIRE-EDITEUR
PLACE DE L'ÉCOLE-DE-MÉDECINE

1875

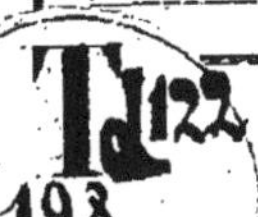

DES

VOMISSEMENTS DE SANG

SUPPLÉMENTAIRES DES RÈGLES

ET PATHOGÉNIE DES HÉMORRHAGIES SUPPLÉMENTAIRES

DU

FLUX MENSTRUEL, EN GÉNERAL

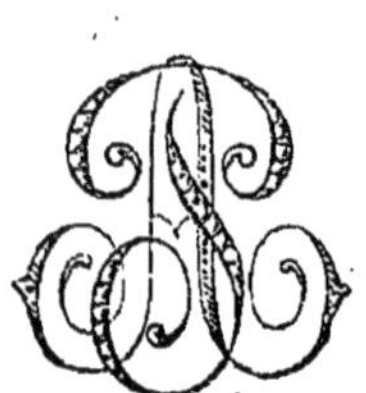

A. Parent, imprimeur de la Faculté de Médecine, rue M.-le-Prince, 31.

DES

VOMISSEMENTS DE SANG

SUPPLÉMENTAIRES DES RÈGLES

ET PATHOGÉNIE DES HÉMORRHAGIES SUPPLÉMENTAIRES

DU FLUX MENSTRUEL

EN GÉNÉRAL

PAR

G. LOREY,

Docteur en médecine de la Faculté de Paris,
Ancien interne des hôpitaux de Paris (1870-1874),
Membre de la Société anatomique,
Médaille de bronze de l'Assistance publique.

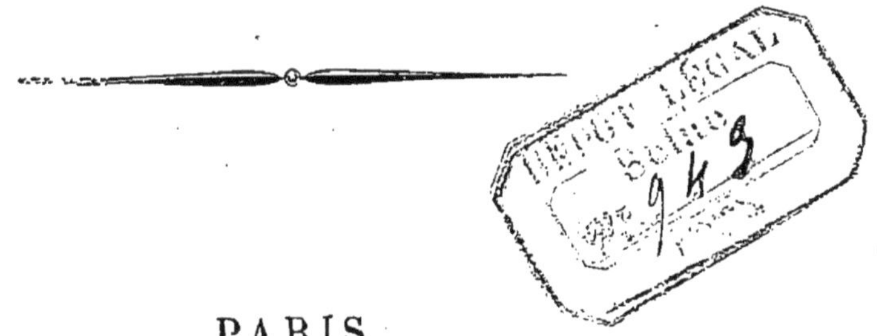

PARIS

ADRIEN DELAHAYE, LIBRAIRE-EDITEUR

PLACE DE L'ÉCOLE-DE-MÉDECINE

1875

DES

VOMISSEMENTS DE SANG

SUPPLÉMENTAIRES DES RÈGLES

ET PATHOGÉNIE DES HÉMORRHAGIES SUPPLÉMENTAIRES

DU

FLUX MENSTRUEL, EN GÉNÉRAL

J'entends par hématémèses supplémentaires des règles des vomissements de sang qui surviennent chaque mois d'une manière périodique, ou à peu près périodique, et qui remplacent le flux menstruel supprimé ou diminué. Ce sont des hémorrhagies qui, par leur évolution mensuelle se distinguent des vomissements de sang qu'on voit survenir, sans régularité aucune, dans le cours de certaines affections nerveuses, par exemple l'hystérie, où l'aménorrhée est si fréquente.

Les hématémèses supplémentaires reconnaissent, il est vrai, pour origine un trouble, une perturbation du système nerveux vaso-moteur ; mais elles constituent, comme outes les hémorrhagies succédanées du flux menstruel, un des phénomènes importants de la maladie. Comme l'a montré le Dr Puech (de Nîmes), dans un mémoire résumé dans le Traité des maladies de l'utérus de Courty, les hémorrhagies supplémentaires affectent les allures de la menstruation et n'entraînent nullement la stérilité. Car elles apparaissent à l'époque de l'ovulation et n'en sont même que la conséquence. C'est là leur véritable caractéristique. « Les femmes, dit M. le Dr Bouchard, dans sa thèse d'agrégation sur la pathogénie des hémorrhagies, qui ont subi l'extirpation des ovaires et qui habituellement n'ont plus d'écoulement menstruel, ne sentent nul besoin d'hémorrhagies supplémentaires. »

Tout autre est le vomissement de sang chez les femmes nerveuses, accident et épiphénomène bizarre, qui n'est que le résultat des congestions ambulantes et erratiques dont peuvent être atteintes les hystériques, et qui s'ajoute aux symptômes si divers et si variables que celles-ci présentent. L'histoire du vomissement de sang dans l'hystérie a été exposée tout récemment dans une thèse fort intéressante de M. le Dr Ferran. Mais cet auteur nous a paru faire confusion et considérer cet accident au même titre que les hémorrhagies supplémentaires. C'est pourquoi nous ne croyons pas inutile de faire immédiatement, au début de ce travail, la distinction que nous venons d'établir ; ainsi, notre sujet sera bien limité et circonscrit, et nous échapperons à une discussion de diagnostic absolument stérile.

Nous allons chercher, en premier lieu, à nous rendre compte de la pathogénie des hémorrhagies supplémentaires des règles ; puis nous ferons, dans un chapitre spécial, l'étude symptomatique et clinique des hématémèses supplémentaires.

CHAPITRE PREMIER.

Pathogénie des hémorrhagies supplémentaires des règles.

La pathogénie des hémorrhagies supplémentaires des règles, c'est-à-dire l'interprétation scientifique de leur mode de production, n'a été véritablement mise en lumière que de nos jours. Pendant tout le XVIIIe siècle, le vitalisme domina toutes les doctrines médicales, grâce aux idées et aux travaux de Stahl. Cet auteur, dont le génie est incontestable, sacrifia, d'une façon dédaigneuse, dans son *Traité de mensium viis insolitis,* l'étude des causes des hémorrhagies supplémentaires aux illusions de son ardente imagination. Il fait intervenir l'Âme dans la production de ces hémorrhagies. Il croit que les règles une fois supprimées, l'Âme qui dirige tout l'organisme, va forcer certains organes, l'estomac, par exemple, à se congestionner, à devenir le siége de la fluxion utérine, elle va provoquer, en un mot, l'effort curateur qu'il appelle, dans le cas particulier, *vomitus cruentus a plethora*, ou encore, *hématemesis plethorica.*

Après lui, Hoffmann (1748) et même le solidiste Cullen, subissent la puissante influence de ces doctrines. Au commencement de ce siècle, Lordat, dans son Traité des hémorrhagies, réagit déjà un peu contre elles. Latour (d'Orléans) (1828), dans son Histoire philosophique et médicale des causes des hémorrhagies, n'a fait, à vrai dire, qu'une vaste et grande collection d'observations. Il consacre un chapitre aux hémorrhagies supplémentaires, rapporte de nombreux exemples d'hématémèses; mais il n'expose aucune idée personnelle sur leur pathogénie. Il cite beaucoup de faits assez bien groupés, mais il ne développe aucun système.

C'est à Gendrin, dans son Traité philosophique de médecine pratique (1838), que revient l'honneur d'avoir, le premier, réhabilité l'étude des causes immédiates des hémorrhagies, en général, et des hémorrhagies supplémentaires, en particulier : « La suppression d'une hémorrhagie chronique ou d'une hémorrhagie qui se produit souvent, dit cet auteur, est une cause d'hémorrhagie. Il suffit que, par une prédisposition antérieure, et que, par l'effet d'une cause accessoire, un organe se trouve dans les conditions favorables pour devenir le siége d'une hypérémie, pour que cet organe soit affecté, par déviation sur sur lui du molimen hémorrhagique dont les effets ont été arrêtés sur l'organe qu'il affectait le plus souvent. » Gendrin commençait donc à entrevoir, mais d'une façon vague et indécise, la véritable pathogénie des hémorrhagies supplémentaires; à l'époque où il écrivait son traité, on avait une connaissance bien imparfaite des actions réflexes, et, en particulier, de l'influence des impressions réfléchies des nerfs sensitifs sur les nerfs vaso-moteurs; mais il n'en a pas moins parfaitement élucidé l'évolution clinique de ces hémorrhagies consécutives aux règles déviées, hémorrhagies qu'il qualifie du nom de *fonctions supplémentaires*.

En 1847, dans sa thèse présentée au concours d'agrégation sur les hémorrhagies sous le rapport pathogénique, M. Gueneau de Mussy ne fait qu'exposer les faits déjà connus. Il n'avance sur le phénomène de la déviation menstruelle aucune idée nouvelle; il se contente de signaler l'influence de l'habitude sur le retour des congestions supplémentaires : « Par cela qu'un organe a été le siége d'une hypérémie hémorrhagique, dit cet auteur, ce phénomène tend à s'y reproduire dans le cas même où aucune modification organique n'est apparente, qui puisse constituer un lien pathogénique entre ces fluxions successives et périodiques. »

C'est seulement depuis une vingtaine d'années environ, c'est-à-dire depuis la connaissance de la physiologie des phénomènes réflexes et de troubles fonctionnels qui en sont la conséquence, qu'on a interprété, d'une manière scientifique, la cause immédiate des hémorrhagies dans le cas de suppression des règles. M. le Dr Bouchard, dans sa thèse d'agrégation sur la pathogénie des hémorrhagies, après avoir fait justice des doctrines vitalistes de Stàhl et des idées d'Hoffmann et de Cullen, a formulé d'une façon assez précise la pathogénie et le caractère des hémorrhagies, dites supplémentaires. « Ces hémorrhagies, dit M. le Dr Bouchard, ne remplissent aucun but intentionnel et souvent, loin d'amender l'état des malades, l'aggravent... Elles peuvent s'expliquer par une perturbation du système nerveux vaso-moteur. »

Les hémorrhagies supplémentaires des règles sont la conséquence d'un trouble du système nerveux vaso-moteur : Telle est l'explication donnée par la physiologie pathologique actuelle, dont il nous faut développer les preuves, et qu'il s'agit d'établir à l'aide des faits que nous fournit l'observation clinique.

A l'époque des règles et surtout pendant les deux jours qui précèdent, tout le système vaso-moteur de la femme et partant tout son appareil vasculaire sont le siége d'une très-grande surexcitation. Cette surexcitation s'exprime, le plus souvent, par un état de malaise général : de la céphalalgie, des bouffées de chaleur au visage, des accès d'étouffement, etc... « Le système nerveux, dit Gendrin, subit presque toujours l'influence de la fonction menstruelle; on le reconnaît à la susceptibilité nerveuse extrême qui rend les femmes plus sensibles à toutes les impressions morales pendant le flux cataménial. Les organes des sens sont aussi plus irritables et les passions plus impétueuses. *Il se manifeste souvent des accidents spasmodiques pour la moindre cause.* L'imagination prend une activité insolite, quelquefois même elle devient désordonnée ; chez les femmes prédisposées aux vésanies, il est rare que les facultés intellectuelles ne soient pas modifiées aux époques menstruelles ; chez celles qui sont sujettes à des accidents hystériques ou épileptiques, c'est surtout au moment de l'apparition des règles qu'on les voit se renouveler. »

Ainsi donc, et, quoique ce fait soit bien connu, j'y insiste d'une façon toute particulière, au moment de l'époque menstruelle, le système nerveux de la femme est très-profondément surexcité, de même le système vasculaire, dans sa totalité, subit une véritable érection dont le maximum se traduit au niveau de l'utérus et des ligaments larges et provoque le flux utérin. C'est cet éréthisme général de tous les vaisseaux sanguins de la femme, et, en particulier, de tous les capillaires qui nous explique les hémorrhagies concomitantes, hématémèses, épistaxis, etc... qui apparaissent au moment de l'irruption menstruelle et exercent sur l'écoulement utérin, son abondance, sa durée, une influence dont nous aurons à tenir grand compte. Dans une communication fort intéressante, faite en 1872, à la Société de biologie, notre collègue, M. le Dr Cauchois a envisagé les rapports de la menstruation avec la circulation et le retentissement qu'elle a sur toutes les grandes fonctions de l'économie. Nous détachons de cette communication les passages qui ont trait à notre sujet, et trois observations auxquelles nous joindrons celles que nous avons pu recueillir : « Les accidents désignés sous le nom de *règles déviées*, règles supplémentaires, à la surface des muqueuses intactes, des ulcères chroniques, des tumeurs erectiles, des solutions traumatiques de continuité, hémorrhagies coïncidant avec l'absence où une suppression brusque de l'écoulement utérin, nous montrent, ainsi que d'autres faits inutiles à rappeler ici, le retentissement des troubles de la menstruation sur l'organisme tout entier. D'un autre côté, les prodromes bien connus de chaque irruption menstruelle révèlent aussi une sorte d'éréthisme général du système vasculaire ; il s'agirait maintenant de le démontrer expérimentalement.

« Or, on n'est guère autorisé à se servir, à titre de preuves, des faits de règles déviées puisqu'il y a là précisément anomalie. Il faudrait, pour éclairer la question, un certain nombre de cas où des hémorrhagies par diverses voies naturelles ou accidentelles se seraient produites en même temps *que les règles, sans trouble de ces dernières et sans que ces hémorrhagies éloignées puissent invoquer une autre cause que la poussée menstruelle elle-même.*

« Nous possédons trois faits semblables : Deux nous ont été communiqués par notre savant maître, M. le professeur Verneuil, à l'instigation de qui nous avons écrit cette note. Nous avons observé la troisième chez une malade de notre service à l'hôpital Lariboisière. Voici les faits :

Observation I. — Une dame, âgée de 45 ans, est, depuis plusieurs années, affectée de polypes vasculaires des fosses nasales. Une première fois elle subit, entre les mains de M. Verneuil, une opération assez pénible, l'incision de l'aile du nez, pour découvrir l'implantation des polypes. La récidive ne tarda pas à se manifester. Ces tumeurs ont aujourd'hui acquis un volume notable et leur surface laisse constamment suinter du sang. La malade a remarqué que depuis plusieurs mois, pendant toute la durée des règles qui sont d'ailleurs normales, l'épistaxis redouble d'intensité. Elle insiste sur cette particularité et en affirme l'exactitude.

Obs. II. — Mademoiselle X...., âgée de 18 ans, d'une bonne santé habituelle, bien réglée, est opérée en mars 1872, par M. Verneuil, d'un kyste dermoïde de la région sus-hyoïdienne, faisant également saillie sur le plancher de la bouche. L'opération a nécessité une double incision cutanée et muqueuse. La malade approchait alors de l'époque présumée de ses règles. Les suites ne présentent aucun accident les premiers jours; pas de fièvre. Très-bon état général. Le soir du cinquième jour la plaie buccale fournit une légère hémorrhagie qui s'arrête d'elle-même, au bout de quelques heures, au moment où les règles apparaissent. Le lendemain soir nouvelle hémorrhagie, cette fois par la plaie extérieure, s'arrêtant encore spontanément au bout de peu de temps. Ce fut la dernière et les règles s'arrêtèrent le troisième jour.

Obs. III. — Mélanie L..., 41 ans, bien réglée, de constitution moyenne, maigre, entre, le 30 mars 1872, à Lariboisière, salle Sainte-Jeanne, pour une hémorrhagie qui a sa source dans une plaie transversale de l'avant-bras droit, au-dessus du poignet, plaie due à un éclat de verre de bouteille. L'artère cubitale est atteinte. On arrête l'hémorrhagie par une ligature sur chacun des deux bouts, central et périphérique; tout accident cesse. Trois jours après surviennent les règles à leur époque habituelle. Mais elles ne durent que vingt-quatre heures au lieu de trois jours comme elles ont coutume. La plaie se cicatrise lentement en se couvrant de bourgeons charnus. Les règles sont revenues le 3 mai avec abondance, et le lendemain, 4 mai, l'état général demeurant excellent, une hémorrhagie se déclare par la plaie de l'avant-bras sans douleur, sans cause locale ou générale susceptible d'en donner la raison. Elle a, du reste, été modérée. et s'arrête spontanément au bout de quelques instants, mais la malade n'a pu déterminer la durée de cette hémorrhagie. Les règles ont continué jusqu'au 6 au soir, en tout quatre jours pleins.

A ces trois observations, que notre collègue, le Dr Cauchois, a présentées à la Société de Boulogne, nous en joignons plusieurs autres qui nous paraissent très-intéressantes et absolument concluantes.

Obs. IV. (Due à l'obligeance de notre collègue M. Tapret.) — Madame L..., âgée de 31 ans, d'une constitution assez robuste, un peu nerveuse, maïs n'ayant jamais eu de véritables accès d'hystérie, n'a été réglée qu'à 20 ans, quelques jours après son mariage. Jamais le flux menstruel ne s'est fait régulièrement et normalement; parfois, l'écoulement est très-abondant, le plus souvent elle perd peu; (deux jours d'écoulement brunâtre, un jour d'écoulement sanguin ou sanguinolent, et tous les jours après pertes blanches. A plusieurs reprises, déjà, les menstrues ont disparu complètement et assez longtemps pour faire croire à cette dame qu'elle était enceinte; elle n'a jamais eu d'enfant.

Au mois de juin 1873, à peu près au moment de ses règles, elle éprouva, en même temps qu'une pesanteur habituelle dans le bas-ventre, une sensation de tension douloureuse dans les seins et particulièrement dans le sein gauche; le soir, en se couchant, elle s'aperçut que sa chemise était tachée de sang depuis le cou jusqu'à la ceinture. Les seins étaient durs, augmentés de volume, sillonnés de veines et de veinules très-congestionnées. En pressant légèrement sur l'un ou sur l'autre, un liquide sanguinolent venait perler au bout du mamelon. Cet écoulement de sang par le sein persista pendant toute la journée du lendemain et disparut complètement pendant la nuit. En même temps, cette dame remarqua que les pertes blanches s'étaient modifiées comme à la veille de ses règles. Celles-ci ne parurent point.

Les deux époques suivantes se passèrent à peu près normalement et il ne survint aucun suintement par le mamelon. Elle sentit seulement ses seins se congestionner légèrement comme elle l'a d'ailleurs toujours observé.

Le 17 septembre, nouvel écoulement de sang par le mamelon un peu moins abondants et moins prolongé que la première fois. Mais, en revanche, les règles firent leur apparition le lendemain.

Jusqu'au 15 janvier 1874, rien de particulier du côté de la menstruation. A cette époque, elle toussa et cracha beaucoup de sang pendant plusieurs jours, et les règles se supprimèrent jusqu'au 19 mars.

Dans l'intervalle, nous avons pu nous assurer que cette dame ne présente aucun signe de tuberculose pulmonaire. Le 19 mars, l'écoulement utérin fut peu abondant. Rien du côté des seins.

Le 16 août, au contraire, l'écoulement se fit de nouveau par le mamelon, sans que les règles fissent leur apparition. Depuis cette époque, tout est rentré dans l'ordre.

Obs. V. — *Gazette médicale*, 1842, page 104.

Le professeur Quadrat de Prague, publiant une série d'observations d'individus hématophiles, raconte l'histoire d'une jeune femme de 34 ans, sans enfant, qui avait périodiquement, chaque mois, des hémoptysies très-abondantes et des hémorrhagies par l'index de la main droite coïncidant avec les règles qui étaient fort abondantes. *Pendant l'hémorrhagie par le doigt*, le flux menstruel ne s'écoulait ordinairement que par gouttes et augmentait lorsque l'autre cessait.

Obs. VI. — Hémorrhagie au moment des règles à la surface d'un lupus de la face. (Communiquée par notre ami et collègue le Dr Samuel Pozzi.)

Il s'agit d'une femme de 43 ans, entrée en 1869 à l'hôpital Saint-Louis, service de M. le Dr Lailler, salle Saint-Thomas, n. 2, pour un lupus du nez.

Elle a, depuis 23 ans, un lupus de la face non-ulcéré. Réglée à 17 ans, elle a presque toujours eu des épistaxis, à l'époque cataméniale. A l'âge de 20 ans, début du lupus; en même temps, diminution de moitié dans l'abondance de ses règles; la malade est très-catégorique sur ce fait auquel elle rapporte l'origine de son mal.

Depuis lors, à chaque époque menstruelle, son lupus se congestionne et devient douloureux. En même temps, il se fait par places, à sa surface, une exsudation sanguine qui donne lieu à des croûtes noires. Ces phénomènes cessent avec les règles, au bout de huit jours; la malade est du reste bien réglée.

Obs. VII. — Hémoptysie nerveuse à l'occasion de la menstruation; expectoration de matières créatines; santé parfaite ultérieurement. (Trastour. *Des hémorrhagies congestionnelles*, 1872.)

Le 5 septembre 1870, j'allai voir à Basse-Indre, avec M. le Dr Huet, une dame âgée de 35 ans, brune, grasse, bien constituée, qui, *ayant ses règles depuis quelques jours, avait été prise, le 3, d'une hémoptysie abondante qui se reproduisit le 4, à deux ou trois reprises, et enfin, le 5, en ma présence, après un repas un peu trop copieux.*

Le sang était rouge et spumeux, venait à pleine bouche; on remarque plusieurs parcelles crétacées au fond de la cuvette..... La malade était oppressée et anxieuse, mais, ce qui me rassura, elle pleurait et riait presque en même temps.

Il n'y avait pas eu de toux, d'expectoration, de douleurs thoraciques, ni d'amaigrissement, antérieurement à l'hémoptysie.

La voix était bonne; le pouls fréquent, sans chaleur à la peau; l'état général semblait excellent. A la percussion, pas de matité anormale; à l'auscultation, pas même de râles sous-crépitants, ni d'affaiblissement du murmure vésiculaire.

Traitement. — Perchlorure de fer, glace, eau de Léchelle. — 1 gr. 50 cent. d'ipéca en 3 doses. — Puis, 0 gr. 60 c. de sulfate de quinine pour le lendemain matin. L'hémoptysie fut arrêtée; antispasmodiques.

Un mois plus tard, les règles étaient venues sans hémoptysie et avaient duré quatre ou cinq jours, comme à l'ordinaire.

Ici, le rejet de concrétions crétacées avec le sang, autorisait à penser à un travail tuberculeux, d'ancienne date, heureusement arrêté dans les poumons et pouvait en faire craindre le retour. Je n'ai pas revu la malade depuis un an, mai j'ai appris par son mari que sa santé n'avait pas été sérieusement troublée. Il est inutile d'insister sur le secours précieux, tiré pour le diagnostic et le pronostic de la coïncidence de l'hémoptysie avec l'époque menstruelle et avec un état nerveux qui presque toujours en atténue la gravité pronostique.

Les sept observations que nous publions sont du plus haut intérêt; par ce fait même qu'elles établissent la possibilité d'une hémorrhagie éloignée, hémorrhagie complémentaire, en quelque sorte, coïncidant avec les règles demeurées normales et qu'on ne peut rapporter qu'à ces dernières considérées comme cause, elles vont nous servir à expliquer comment surviennent et se produisent les hémorrhagies supplémentaires, lorsque le flux utérin est accidentellement supprimé.

« Dans la première observation, dit M. Cauchois, en résumant sa communication, nous avons, non pas une coïncidence isolée, mais bien une répétition en quelque sorte physiologique et depuis un temps assez long d'une épistaxis accompagnant le flux cataménial. Avec les idées anciennes, on serait moins étonné de voir se supprimer complètement le suintement sanguin de la muqueuse pituitaire, alors que les règles suivent leur cours normal. Or, c'est précisément le contraire qu'on observe.

« Le troisième fait montre l'influence qu'une hémorrhagie traumatique assez abondante a eue sur la durée des règles; bien que ces dernières soient venues trois jours après l'accident, elles sont restreintes de trois à un jour.

On conçoit que ces règles avortées ne soient pas accompagnées d'une hémorrhagie du côté de la plaie. Mais cette hémorrhagie ne manque pas, quand, à l'époque suivante, la menstruation l'établit avec son abondance habituelle.

« Le sujet de la seconde observation est jeune, robuste ; aussi, malgré la date récente de l'opération, laquelle, d'ailleurs, n'avait donné lieu qu'à une perte de sang insignifiante, voit-on la période menstruelle se développer encore avec assez d'activité pour déterminer une poussée de congestion avec hémorrhagie du côté de la plaie du cou. »

Les quatre autres observations que nous avons publiées sont au moins aussi intéressantes et comme les précédentes, elles nous seront d'un grand secours lorsque nous allons interpréter le mode de production des hémorrhagies supplémentaires proprement dites.

La quatrième observation, en effet, nous offre l'exemple d'une hémorrhagie périodique par les seins, coïncidant avec les règles et, d'autres fois, les suppléant ; c'est une hémorrhagie à la fois complémentaire et supplémentaire.

Dans le cinquième cas, signalé par Quadrat, nous constatons des hémoptysies, des hémorrhagies par l'index de la main droite, hémorrhagies éloignées, coïncidant avec l'irruption des règles et causées par elles. — De plus, il s'établit un certain équilibre entre les hémorrhagies par le doigt et le flux utérin. Lorsque la petite plaie du doigt laisse écouler beaucoup de sang, lorsque, surtout, il s'en échappe comme un jet artériel, les règles diminuent considérablement. L'hémorrhagie du doigt vient-elle à cesser ; aussitôt celles-ci coulent à nouveau avec leur abondance habituelle.

Dans la sixième observation, il s'agit d'un lupus de la face qui, depuis 23 ans, à chaque poussée menstruelle et sans que celle-ci soit troublée, devient le siége d'un suintement sanguin qui dure autant que les règles, et qui se termine en formant des petites croûtes noirâtres disséminées à la surface de la tumeur.

Enfin, dans la septième observation, nous avons l'exemple de plusieurs hémoptysies abondantes, hémoptysies congestionnelles comme les appelle dans son travail le docteur Trastour (de Nantes), « qui surviennent à l'occasion de la menstruation, et s'accompagnent d'une excitation nerveuse d'un caractère assez rassurant. » Faisons remarquer, en même temps, que la malade avait craché avec le sang plusieurs parcelles crétacées; comme toutes les hémorrhagies à l'occasion des règles ou les flux sanguins supplémentaires, celle-ci s'était produite dans la région qui offrait le moins de résistance et qui avait été le siége d'un certain état pathologique antérieur. Nous allons tout à l'heure revenir sur ce sujet.

Ces observations ont une importance qui n'échappe à personne; elles mettent en relief, d'une façon remarquable, l'état d'éréthisme nerveux et vasculaire que provoque dans tout l'organisme de la femme l'époque menstruelle. Au moment des règles, tout le système vasculaire de la femme est dans un état de tension considérable, et, dans ces conditions, que peut-il survenir? Si la femme est en état de santé parfaite, si aucun de ses organes ne présente de lésion qui diminue ses qualités et ses moyens de résistance, l'écoulement des règles se fera normalement, sans trouble aucun, et les accidents se borneront à un peu de malaise, quelques accès d'étouffement, de la céphalalgie parfois, des bouffées de chaleur au visage, etc...

Mais si, par une cause quelconque, comme nous venons de le voir, un organe est pathologiquement préparé à se congestionner ; s'il ne peut opposer à la fluxion sanguine et à la tension vasculaire, au moment de l'irruption des règles, qu'une résistance limitée et restreinte, il pourra devenir alors le siége d'une hémorrhagie plus ou moins abondante. C'est ainsi, comme le montrent les observations que nous avons publiées, que les épistaxis provoquées par un polype du nez seront alors plus abondantes. Une femme qui s'est blessée avec un éclat de verre au poignet, verra survenir par sa plaie, à l'époque de ses règles, plusieurs hémorrhagies qui cessent avec la période menstruelle, etc., etc. . . . . . .

Je pourrais multiplier les observations d'hémorrhagies survenant à l'occasion de la menstruation ; mais les cas que j'ai signalés suffisent, je crois, pour mettre en évidence l'état d'éréthisme vasculo-nerveux qui surgit chez la femme au moment de ses règles. Ils démontrent aussi la tendance qu'ont alors certains organes, en général pathologiquement prédisposés, à devenir le siége d'une certaine fluxion ; c'est ce mouvement fluxionnaire qui va déterminer des hémorrhagies dans ces régions qui, grâce à une lésion quelconque, ont perdu la plus grande somme de leur résistance et font partie de ce que l'on appelait autrefois « *loca minoris resistentiæ*. »

Tel est le mode de production des hémorrhagies qui surviennent à l'occasion des règles. Tel est aussi celui des hémorrhagies supplémentaires proprement dites. Le lien pathogénique qui unit les premières aux secondes n'est pas difficile à établir.

Un fait se dégage très-nettement des observations d'hématémèses supplémentaires que nous avons recueillies. Toutes les femmes qui en étaient affectées avaient le système nerveux très-impressionnable ; quelques-unes même étaient hystériques. Or, c'est principalement sur l'organisme de ces femmes très-excitables que la menstruation exerce une influence profonde; à l'approche des règles, leur système nerveux est dans un état de tension maximum; l'appareil vasculaire tout entier est très-surexcité et, dans ces circonstances, si l'écoulement utérin vient à cesser brusquement, sous l'influence d'une émotion morale vive, par exemple, ou d'une immersion intempestive des pieds ou des mains dans l'eau froide, plusieurs ordres d'accidents pourront se produire.

Tantôt, il n'en résultera qu'un malaise général, d'une durée variable, cédant au bout de vingt-quatre ou quarante-huit heures, à un traitement approprié qui a provoqué l'écoulement des règles.

Tantôt, et les cas dans les hôpitaux ne sont pas rares, immédiatement après la suppression du flux menstruel : celle-ci est prise d'un malaise général, de courbature, d'une céphalalgie insupportable, de vertige, d'insomnie; celle-là a des accès d'étouffement; elle éprouve au niveau de la gorge la sensation d'un corps étranger qui l'empêche de respirer librement et même de déglutir. D'autre fois, cette femme sera prise de fièvre, d'inappétence, quelquefois de nausées, de vomissements, etc.....; tous ces phénomènes sont ordinairement des accidents passagers; le repos au lit, des boissons chaudes excitantes, des ventouses sèches sur les reins et aux cuisses, une application de sangsues en temps opportun, des bains de pieds sinapisés, etc..., en ont assez facilement raison; la fluxion utérine se reproduit et l'écoulement de sang reparait.

Mais d'autresfois, la suppression des règles amène dans le système nerveux de ces femmes impressionnables une perturbation si profonde, qu'immédiatement la fluxion utérine supprimée se détourne en quelque sorte sur un autre organe physiologiquement ou pathologiquement préparé à la recevoir. Telle femme a eu un commencement de tuberculose pulmonaire, d'ancienne date, et heureusement arrêtée, ses poumons ont eu, pendant un certain temps, des habitudes de congestion ; c'est sur ces organes, *de préférence*, que la fluxion utérine se déviera. Il y aura alors congestion pulmonaire, puis une ou plusieurs hémoptysies supplémentaires. Une autre est atteinte d'une tumeur érectile de la fesse, comme dans un cas publié par notre collègue et ami le docteur Barély ; c'est par ce point que l'hémorrhagie supplémentaire s'effectuera et qu'elle remplacera complètement, pendant trois mois consécutifs, le flux menstruel. Une troisième est affectée de dyspepsie habituelle ou plus ou moins fréquente, c'est par la muqueuse de l'estomac que l'hémorrhagie pourra se faire plus facilement. En un mot, chez certaines femmes impressionnables où les systèmes nerveux et vasculaire atteignent leur tension maximum au moment de l'époque cataméniale, pour une cause parfois insignifiante, les règles se suppriment et il se produit alors, par action réflexe, des fluxions sanguines, occupant de préférence les organes habitués physiologiquement ou pathologiquement à être le siége de congestions, tels que l'estomac, les poumons, les glandes mammaires, etc..... C'est ce que M. le Dr Bouchard a parfaitement exprimé dans les quelques lignes qu'il a consacrées dans sa thèse d'agrégation aux hémorrhagies supplémentaires et critiques :

« Les congestions erratiques, dit cet auteur, produites par des paralysies vasculaires ambulantes, sont quelquefois renforcées par le spasme des petits vaisseaux de toutes les autres régions ; le sang est ainsi empêché dans sa libre circulation, mais il trouve dans certains vaisseaux un facile écoulement; il se précipite à travers les capillaires et son effort augmenté par l'intensité de la pression artérielle, rupture des veinules. Il y a eu, si l'on veut, effort de l'organisme pour expulser le sang et consentement d'une partie pour le laisser échapper. J'emploie pour rendre mon idée une expression métaphorique derrière laquelle il ne faudrait chercher aucune idée téléologique. — *Si l'éruption sanguine s'opère, c'est uniquement parce que le mouvement fluxionnaire s'est porté sur une surface où les ruptures vasculaires sont faciles; limité à une surface cutanée, il n'aurait produit que les phénomènes habituels de la congestion.* »

Voici, croyons-nous, la véritable interprétation scientifique du mode de production des hémorrhagies supplémentaires des règles. — Celles-ci ne sont point des métastases du sang sur un autre organe; elles sont, à l'égard du flux menstruel, de véritables révulsions hémorrhagiques, conséquence de la congestion dans un organe, souvent pathologiquement prédisposé, et dont le système nerveux vaso-moteur a subi une perturbation profonde. — Ce ne sont point des hémorrhagies utiles, ce sont des accidents qui prendront les allures de la menstruation, c'est-à-dire, qui chaque mois, *au moment de l'ovulation et à cause d'elle*, se reproduiront périodiquement dans l'organe où la fluxion utérine s'est détournée et déviée.

La coïncidence des hémorrhagies supplémentaires avec l'époque de la ponte spontanée a été parfaitement mise en évidence dans un travail du docteur Albert Puech (de Nîmes), sur la déviation des règles et ses rapports avec l'ovulation. — Le docteur Puech, à qui nous devons une intéressante observation d'hématémèses supplémentaires, et qui a mis très-gracieusement à notre disposition ses connaissances bibliographiques sur le sujet de notre thèse, *a démontré* dans ce mémoire, résumé dans Courty, « que la déviation des règles n'implique pas la stérilité ; à moins de désordres graves dans l'économie, l'ovulation continue à s'effectuer, *et la rupture de la vésicule de Graaf coïncide avec l'époque de la déviation.* La grossesse est donc possible et a été observée : elle suspend la déviation, sauf à la voir reparaître, soit après les couches, soit à la cessation de l'allaitement. »

Telle est l'hémorraghie supplémentaire des règles, et voici, d'après les 200 observations recueillies par M. Puech, les organes et les régions où elle a été observée le plus fréquemment :

Hématémèse.	32
Mamelles.	25
Hémoptysies.	24
Epistaxis nasales.	18
Membres inférieurs. . . .	13
Yeux, paupières.	10
Alvéoles dentaires	10

Comme on le voit, d'après ce relevé statistique, c'est au niveau de l'estomac que l'hémorrhagie supplémentaire se fait le plus fréquemment. Or, en parcourant les différents auteurs qui se sont occupés de cette question, nous avons remarqué que l'étude du vomissement de sang supplémentaire avait été quelque peu délaissée. Il nous a paru, cependant, qu'elle méritait de fixer l'attention, car il n'est pas toujours facile, croyons-nous, étant donnée une hématémèse supplémentaire, d'en établir le diagnostic. Dans ce cas, au lieu d'admettre une déviation de règles, on peut faire fausse route et croire à un ulcère simple ou à un cancer de l'estomac. Il est cependant de toute nécessité pour le traitement d'être bien fixé à cet égard. Aussi, à l'aide de nombreuses observations que nous avons rassemblées et recueillies, allons-nous essayer d'exposer l'évolution clinique des hématémèses supplémentaires et d'en établir d'une façon aussi précise et aussi pratique que possible le diagnostic, le pronostic et le traitement.

CHAPITRE II.

Des hématémèses supplémentaires.

CAUSES OCCASIONNELLES ET SYMPTOMES.

Comme je l'ai déjà fait observer en traitant de la pathogénie des hémorrhagies supplémentaires, presque toutes les femmes qui en sont affectées ont un système nerveux très-impressionnable et très-excitable. — Quelques-unes même sont hystériques. En général, les femmes dont nous avons recueilli les observations, et qui avaient des vomissements de sang supplémentaires étaient d'une grande sensibilité. Il y a, certes, des exceptions à faire, mais il faut reconnaître que ce sont des femmes qui s'émotionnent d'une façon exagérée pour la moindre cause, qui se troublent pour le motif le plus léger.

Que ce soit à l'époque de la puberté ou à celle de la ménopause, si ces femmes impressionnables viennent, au moment de leurs règles, à éprouver une grande frayeur, par exemple, ou un grand chagrin, en un mot, une émotion morale très-vive, l'écoulement utérin peut se supprimer subitement, sous cette influence; et, soit immédiatement, soit le lendemain, soit à l'époque mensuelle suivante, elles vomissent du sang — elles ont une ou plusieurs hématémèses supplémentaires.

Chez d'autres malades, le système nerveux, très-impressionnable, a un rôle plus effacé dans la production de la déviation des règles. Ce sont des femmes vigoureuses, robustes, d'apparence lymphatique, aux joues colorées, et qui, en général, ont des règles très-abondantes. La plupart, supportent assez facilement les émotions morales; mais, si dans la période la plus active de l'écoulement utérin, si, comme on dit vulgairement, au moment où elles sont dans le sang, elles mettent imprudemment leurs mains ou leurs pieds dans l'eau froide, leurs règles peuvent se supprimer brusquement, et l'hématémèse survient consécutivement, en s'accompagnant parfois de symptômes fort alarmants.

Enfin, dans certaines circonstances spéciales, dans le cas d'atrésie des voies génitales (M. Puech en a observé 11 cas), pendant la grossesse, l'écoulement des règles ne pouvant s'effectuer et l'organisme ayant en quelque sorte besoin d'une hémorrhagie mensuelle, le vomissement de sang se produit. Dans une observation que nous publions, ces hématémèses sont survenues pendant le cours de deux grossesses successives et ont duré jusqu'au 7e mois. Or, nous ferons remarquer que les vomissements de sang pendant la grossesse sont des accidents assez peu fréquents; ce ne sont pas, d'ailleurs, de véritables hématémèses supplémentaires. Nous avons établi, en effet, que les vomissements de sang qui suppléent le flux utérin dévié etaient ceux qui survenaient périodiquement à l'époque cataméniale, au moment et à cause de la déchirure de la vésicule de Graaf. Les hématémèses pendant la grossesse sont dans des conditions différentes. Elles ne reconnaissent plus alors l'ovulation comme cause, mais bien une sorte de pléthore qui, malgré la grossesse, s'établit chez la femme et s'exprime par des vomissements de sang d'un caractère tout spécial. Dans ces conditions, l'organisme transforme, comme dit le professeur Courty, une habitude physiologique en une habitude morbide.

SYMPTOMES.

Le vomissement supplémentaire des règles dont nous venons de tracer rapidement l'étiologie et dont la cause occasionnelle échappe assez souvent, s'accompagne, suivant les dispositions des sujets, leur âge, leur tempérament et leur constitution, de symptômes plus ou moins nombreux. Nous ne croyons pas utile de rassembler ces symptômes et de les grouper dans un chapitre à part, nous préférons analyser une à une les observations que nous publions ; faire ressortir le caractère original des symptômes que chaque malade a présentés et établir, à la fin de cette étude, les conclusions que nous pourrons tirer de leur vue d'ensemble.

Observation I (personnelle.)

Hématémèse supplémentaire des règles à l'époque de la ménopause. Anémie consécutive. Guérison.

Defréville (Sophie), 44 ans, couturière, née à Valencienne, entre le 31 janvier 1873 dans le service de M. le Dr Millard, salle Sainte-Joséphine, n. 16.

C'est une malade très-intelligente et d'un tempérament nerveux. Elle est atteinte d'une scoliose avec déformation très-accusée de la cage thoracique et du tronc. Jusqu'à ces dernières années, la malade a toujours eu ses règles fort régulièrement; mais, depuis plusieurs mois, elles ont fait défaut, et voici trois mois que la malade n'a rien vu. C'est depuis ce temps, au moment présumé de l'époque menstruelle, qu'elle est prise de malaise, d'étouffements et de vomissements de sang, tantôt rouge et presque pur, d'autres fois noirâtre et mêlé à des matières alimentaires. Depuis le premier vomissement de sang, les fonctions de l'estomac s'accomplissent d'une façon fort défectueuse : inappétence, nausées fréquentes, vomissements glaireux le matin, vomissements alimentaires une heure environ après le repas; et, consécutivement anémie, décoloration des conjonctives, des gencives et des lèvres, — teinte pseudo-cachectique de la face, — amaigrissement et perte des forces, — palpitations fréquentes, — sommeil agité, rêves pénibles. — Jamais d'œdème des membres inférieurs.

En inspectant la région thoracique, on trouve au niveau du grand cul-de-sac de l'estomac une masse, assez douloureuse au toucher, à surface égale, à bord inférieur tranchant. On reconnaît que cette tumeur n'est autre chose que le petit lobe du foie. — Un peu plus bas, sous cette tumeur, on reconnaît la présence d'une nouvelle masse, assez nettement circonscrite, dure, un peu inégale, et dont la nature donne lieu à des interprétations différentes.

La plupart de ceux qui suivaient le service et entre autres, un certain nombre de candidats au bureau central, pensèrent que cette malade qui, chaque mois, vomissait du sang, était atteinte d'un cancer de l'estomac ; la présence d'une tumeur au niveau de la région épigastrique, les hématémèses et l'ensemble des phénomènes cachectiques présentés par la malade semblaient confirmer cette manière de voir. Mais mon maître, M. le Dr Millard, prenant en considération l'âge critique de la malade, la périodicité des hématémèses, à chaque époque menstruelle, pensa que les signes de cachexie et les troubles gastriques étaient dus, non pas à un carcinome de l'estomac, mais à des vomissements de sang supplémentaires des règles *à l'époque de la ménopause*. Il regarda l'anémie comme la conséquense immédiate de ces hématémèses et des troubles de l'estomac qu'elles avaient provoqués. Pour lui, la tumeur, située à gauche de la région épigastrique, au-dessous du foie, n'était autre chose que la rate déplacée, grâce à la scoliose de la malade, et aux déformations qu'avaient dû subir les cavités thoracique et abdominale.

Il soumit donc immédiatement cette femme à l'usage exclusif du lait, puis à un régime tonique et reconstituant, et le 31 mars suivant, elle quittait l'hôpital parfaitement guérie et ne présentant plus aucun accident gastrique. Les règles n'avaient pas reparu.

Observation II, due à l'obligeance de M. le Dr Albert Puech (de Nîmes).

Absence complète de menstruation pendant toute la période de l'activité sexuelle.—A 15 ans, à la suite de la mort de sa mère, troubles nerveux suivis d'hémoptysie qui se répète tous les mois pendant cinq années. A 18 ans, après une suspension de quatre mois, substitution d'hématémèses qui se répètent toutes les quatre semaines, pendant vingt-six ans. A 47 ans, disparition définitive des hématémèses et apparition d'un myôme utérin.— Après une évolution assez rapide et des accidents de compression du côté de la vessie et du rectum, amoindrissement marqué de la tumeur.

En 1855, à l'époque où je pris possession du poste de chirurgien-chef interne à l'Hôtel-Dieu de Toulon, se trouvait à l'hospice de Charité une pensionnaire de 46 ans, qui était fort intéressante à tous les points de vue. Au moment où je lui fis une première visite, elle rendit sous mes yeux, avec des matières glaireuses, la valeur de deux à trois cuillerées d'un sang fluide et vermeil, et bien qu'il me fût affirmé en même temps qu'elle était coutumière du fait et en vomissait asssz souvent, sans attacher grande importance à ce propos qui eût dû me faire réfléchir, je diagnostiquai, sinon un cancer du pylore, du moins une ulcération profonde de l'estomac. Après une prescription dirigée en vue du phénomème hémorrhagique, car il m'était ajouté qu'elle avait perdu jusqu'à un demi-litre de sang. je chargeai l'infirmière de venir me chercher si pareil accident se renouvelait, me promettant intérieurement de ne point attendre son appel pour procéder à un examen plus circonstancié.

Les occupations du service à l'Hôtel-Dieu, et surtout les accès de fièvre que je contractai quelques jours plus tard ne me permirent pas de réaliser ce désir scientifique. Heureusement, l'infirmière tint sa promesse, et juste un mois après je fus informé de la venue d'une nouvelle hématémèse qui, cette fois-ci, fut un peu plus abondante, sans cependant dépasser 100 grammes. Je mis à profit cette circonstance pour faire un examen plus rigoureux de la malade. Convaincu de la sûreté du diagnostic, je procédai à sa vérification d'une façon tout d'abord assez superficielle; mais quel ne fut pas mon étonnement en voyant faire défaut les symptômes sur lesquels je comptais. Par exemple, le teint qui, au premier examen, avait été taxé de jaune-paille et rattaché à un commencement de cachexie cancéreuse, se trouva être plutôt blanc de cire légèrement jaune, et se relier à une anémie dont cette personne offrait du reste les signes les moins équivoques. Consécutivement le palper le plus minutieux de la région épigastrique et de l'hypochondre droit ne révélait ni tumeur, ni sensibilité bien avérée. Une pression même assez forte provoquait une sensation incommode plutôt qu'une véritable douleur. Hors le temps des hématémèses qui survenaient brusquement, la fonction de la digestion s'effectuait normalement et ne s'accompagnait, en aucune façon, des troubles qui font si souvent cortége à une anémie aussi profonde que celle présentée par cette malade. La conséquence à tirer de cet examen clinique était le peu de fondement du diagnostic; mais s'il n'y avait pas d'ulcération de l'estomac, à quelle cause fallait-il rattacher ces vomissements de sang qui, par deux fois et à quatre semaines d'intervalle venaient d'être constatés. En ce moment, j'étais, je l'avoue, extrêmement perplexe et ne sortis d'embarras qu'en finissant par où j'aurais dû commencer, c'est-à-dire en m'enquérant des antécédents, en me servant du passé pour éclairer le présent.

Après avoir montré les phases parcourues avant d'en venir à l'interprétation exacte de ces hématémèses, reste maintenant à relater l'histoire clinique de la malade. Ce fut une longue histoire, mais par bonheur elle peut être résumée en quelques traits :

Mlle Aurezz..., fille d'un employé supérieur de la douane, est une personne de taille moyenne, d'intelligence remarquable, de constitution délicate et de tempérament nerveux au suprême degré; réduite d'abord à la gêne par la mort prématurée de ses parents, elle en est venue, de décadence en décadence, à solliciter comme une faveur son admission dans un hospice. D'après son récit exposé avec une rare lucidité, elle était à sa quinzième année, grande et bien développée, quoique encore non réglée, lorsque la mort de sa mère survenue sur ces entrefaites transforma sa santé et la rendit souffreteuse pour toute sa vie.

A la suite de cet événement, cette personne qui n'avait jamais eu de maladie, éprouva des crises de nerfs excessivement intenses, des accidents névropathiques très-variés, lesquels, après s'être succédé pendant une quinzaine de jours furent suivis d'une hémoptysie assez considérable. Combattue par les moyens usités en pareils cas, elle sembla céder définitivement au bout de trois jours pour revenir le mois suivant avec la même abondance et une égale durée. Depuis, tous les mois, sans autre prélude qu'un sentiment de chaleur intérieure, elle rendit du sang par les voies aériennes.

Dans les premiers temps, les médecins redoutèrent une maladie organique, mais après avoir reconnu l'intégrité des poumons et du cœur, ils pensèrent que cet état cesserait définitivement avec l'instauration des règles. En vue de cette idée rationnelle, ils firent tous leurs efforts pour diriger le mouvement fluxionnaire vers les organes pelviens; mais, en dépit de la variété de moyens thérapeutiques et de la persévérance de leur emploi, leurs tentatives restèrent infructueuses.

A l'âge de 18 ans, soit effet du traitement, soit toute autre cause, les hémoptysies cessèrent, mais le mouvement fluxionnaire ne prit pas pour cela sa direction normale. Après une suspension de quatre mois pendant laquelle la malade fut tourmentée par de violentes céphalalgies qui nécessitèrent tantôt la saignée, tantôt une application de sangsues aux malléoles, il survint des hémorrhagies par le bout des doigts, la main ou divers autres points de la surface cutanée. Ces hémorrhagies. moins abondantes que les hémoptysies, avaient une durée extrêmement variable, mais jamais, ni pendant leur durée, ni pendant la période intercurrente, une goutte de sang ne s'écoula par les voies génitales.

Il en a été de même jusqu'à présent, mais à l'âge de 21 ans et sans raison appréciable, les hémorrhagies par la peau firent place à des hématémèses. Depuis les vomissements de sang ont persisté avec une régularité parfaite dans leur venue, avec une constance rare, mais par contre ils ont varié en quantité et en durée suivant les circonstances. En ce qui concerne la quantité, ils n'ont jamais dépassé 500 grammes ni été moindres que 40 à 50 grammes. Enfin, en ce qui concerne la durée, ils se sont effectués dans l'espace d'une heure, ou bien ils se sont répétés dans l'espace de trois à quatre jours. Sauf le cas où la perte de sang était abondante, ce qui n'a eu lieu qu'une trentaine de fois dans l'espace de vingt-six ans, ils ne s'accompagnaient pas de débilitation profonde et étaient suivis d'un certain sentiment de bien-être plus apparent que réel, vu l'état d'anémie dans lequel se trouve actuellement la malade. On ne saurait mieux le comparer qu'à celui dans lequel se trouve une femme à la suite de pertes utérines répétées et provoquées par un fibrôme.

La raison de cette nouvelle localisation du mouvement fluxionnaire anormal échappe complètement : en dépit des souffrances antérieures, l'estomac avait toujours bien fonctionné, et encore aujourd'hui, malgré la répétition des hématémèses, il a conservé toutes ses aptitudes. Son privilége est inexpliqué et inexplicable, et il est singulier qu'après tant de vicissitudes, il offre une intégrité aussi parfaite. D'autre part, il reste également inexpliqué pourquoi cette hémorrhagie s'est immobilisée sur la muqueuse stomacale ; pourquoi elle n'a pas siégé comme de 15 à 21 ans ? Pourquoi enfin elle n'a pas fait élection de domicile sur la muqueuse utérine ?

Vu l'âge de cette personne, il était vraisemblable que ces hématémèses, si elles n'avaient pas d'autres causes, cesseraient d'ellesmêmes, dans un bref délai, et c'est en effet ce qui advint peu après. Le vomissement de sang insignifiant en octobre et novembre fit complètement défaut en décembre 1855, et depuis il n'a plus fait mine de reparaître. La cessation des hématémèses qui avaient persisté pendant vingt-six années, tout en permettant à la malade de récupérer une certaine santé ne mit pas fin toutefois à ses souffrances, et par une coïncidence singulière avec sa quarante-huitième année surgirent de nouveaux accidents. Elle devint sujette à la constipation, en même temps qu'elle constatait avec surprise une tumeur à la partie inférieure de son abdomen.

En mai 1866, un jour que la tumeur, en comprimant la vessie, avait amené l'impossibilité d'uriner, je dus la sonder et pus constater dans les parois de l'utérus l'existence d'une tumeur fibreuse ayant alors le volume de la tête d'un enfant. A raison de l'intégrité de l'hymen, j'eus de grandes difficultés pour préciser son siége anatomique qui était dans la paroi antérieure.

Soit effet de la médication qui fut instituée (seigle ergoté, iodure de potassium), soit résultat d'un mouvement spontané de la nature, la rétention d'urine ne se renouvela plus, la constipation devint moins tenace et en 1859, à l'époque où je quittai l'Hôtel-Dieu, la tumeur avait, sans exagération, perdu la moitié de son volume.

Suivant toute vraisemblance, ce mouvement d'atrophie régressive dû se poursuivre dans les années ultérieures, mais cependant je dois ajouter que je ne possède, à cet égard, aucun renseignement certain.

Ces deux observations, et, en particulier, celle de M. le Dr Albert Puech, ont une importance qui appelle l'attention. Elles constatent la sensibilité nerveuse extrême des sujets et la difficulté du diagnostic différentiel avec l'ulcère simple ou le cancer de l'estomac. Dans le premier cas surtout, où le sujet présentait une tumeur épigastrique et une teinte cachectique très-accusée, M. le Dr Millard n'a formulé son diagnostic d'hématémèses supplémentaires, qu'en analysant, avec le soin minutieux qui lui est habituel, les symptômes présentés par la malade et surtout en tenant compte des antécédents et des circonstances. La malade, d'ailleurs, n'a eu que plusieurs vomissements de sang, revenant périodiquement toutes les quatre semaines; c'étaient des accidents de la ménopause qui ont cédé assez rapidement à un traitement approprié.

Dans le second cas, les hématémèses se présentent avec un caractère plus original. C'est une femme qui n'a jamais été réglée. Elle a d'abord eu des hémoptysies, puis des épistaxis supplémentaires, et, enfin, pendant vingt-six ans, très-régulièrement chaque mois, des hématémèses. Ce sont là des vomissements de sang véritablement supplémentaires des règles. La malade était si bien habituée à les avoir toutes les quatre semaines que son estomac semblait se prêter à son nouveau rôle. Les digestions se faisaient facilement. C'est un bénéfice que n'avait pu obtenir la première malade dont les troubles gastriques étaient très-accusés; mais dans l'un et l'autre cas, les sujets étaient tombés dans une anémie profonde, une pseudo-cachexie qui faisait penser au cancer de l'estomac ou à l'ulcère simple. Cette anémie était le fait des vomissements de sang supplémentaires qui, loin d'être des révulsions utiles, sont des accidents hémorrhagiques aggravant le plus souvent l'état des malades.

Observation III. (Communiquée par M. le Dr Legroux.)

Hématémèses supplémentaires des règles, pendant les sept premiers mois de la grossesse, chez une jeune femme hystérique.

Une jeune fille, âgée de 19 ans, Louise B..., entra à l'hôpital de la Pitié en août 1870, salle Saint-Charles, service de M. le Dr Lasègue. Elle se plaint de douleurs d'estomac, de gastralgie et de vomissements de sang. Depuis deux mois elle n'a pas eu ses règles, et c'est à dater du mois de juillet que les hématémèses sont survenues.

Ces vomissements de sang sont peu abondants et constitués par des mucosités et du sang pur, rouge; tantôt il y en a le cinquième, tantôt le quart ou la moitié du crachoir de l'hôpital. Ils se produisent avec de efforts assez pénibles et reviennent *à intervalles irréguliers*, principalement le matin.

Les digestions sont assez bonnes *et il n'y a jamais de vomissements alimentaires.*

Cette jeune fille est, en outre, hystérique; nous avons assisté à plusieurs grandes attaques. On trouve chez elle une anesthésie par places, complète ou incomplète. Le tact digital est imparfait. Quand la malade a les yeux clos, c'est avec difficulté qu'elle reconnaît la forme et la température des objets qu'on lui met dans les mains. A ces troubles nerveux s'ajoute une anémie notable avec des souffles cardiaques et vasculaires caractéristiques.

Pendant les premiers temps, nous considérâmes ces vomissements comme supplémentaires des règles, et l'anémie, l'hystérie, nous rendaient un compte plausible de l'aménorrhée.

Cependant, vers le mois d'octobre, nous constations une augmentation de volume du ventre qui nous donna à penser qu'une grossesse était possible et, malgré des dehors qui nous avaient fait rejeter au début cette supposition, nous pratiquâmes le toucher vaginal qui, joint à l'auscultation utérine, nous démontra l'existence d'une grossesse arrivée à son cinquième mois environ.

Pendant ce temps, les vomissements sanguins se reproduisaient assez irrégulièrement, diminuaient un peu de fréquence à mesure que la grossesse avançait vers son terme. Vers le septième mois, les vomissements de sang devinrent de plus en plus rares, puis cessèrent. Les crises hystériques ne se reproduisirent plus, mais l'anesthésie que nous avons signalée persista. L'anémie devint moins intense (un traitement approprié avait été institué depuis longtemps), et enfin, au moins de février 1871, un accouchement régulier et facile, suivi de couches normales, vint mettre un terme aux accidents que nous avait présentés cette femme.

A la suite de cet événement, la santé en effet se rétablit assez pour que cette jeune fille pût prendre le service d'infirmière dans la salle et suffire à ce dur travail pendant plusieurs mois. En août 1871, elle quitta l'hôpital. *Les vomissements de sang n'avaient pas reparu et les règles s'étaient rétablies avec régularité.*

Observation IV. — Communiquée par M. le Dr Legroux.

Hématémèses supplémentaires des règles pendant deux grossesses successives, chez une femme non hystérique, mais essentiellement strumeuse.

Mme X..., demeurant rue Saint-Honoré, a été élevée dans le Jura; elle habite Paris depuis une dizaine d'années. Elle a actuellement 35 ans et offre encore le cachet d'une constitution lymphatique. Aucune trace de ganglions suppurés.

Réglée à l'âge de 13 ans, elle a toujours eu une menstruation régulière. *Elle est sujette à des poussées fluxionnaires à la face (érysipèle des scrofuleux qui surviennent à l'occasion des règles, ont une intensité variable et durent de 3 à 8 jours. A ces moments, la face est gonflée, douloureuse, avec de l'œdème des paupières ou des lèvres et offre l'aspect des érysipeles exubérants.* Les gencives éprouvent assez souvent aussi des poussées fluxionnaires pendant lesquelles elles se gonflent, deviennent fongueuses, molles et très-douloureuses.

Cette femme se marie en janvier 1873; elle avait été réglée le 14 de ce mois : *Le 14 du mois suivant les règles ne paraissent pas, mais elles sont remplacées par des vomissements glaireux d'abord, puis mêlées de sang, puis composées de sang pur*. Ces vomissements se répètent plusieurs jours de suite et particulièrement le matin. Malgré les médications employées, les hématémèses dégénérèrent en habitude et pendant la grossesse elles se répétèrent avec une fréquence variable, sans régularité, variant comme quantité de la valeur d'un verre à bordeaux de sang à celle d'une tasse à thé, survenant soit vers minuit, lorsque la malade se couchait, soit le matin au moment du lever.

Pendant ce temps, des vomissements alimentaires se produisaient après le repas; mais ils cessèrent vers le quatrième mois de la grossesse. *Les hématémèses persistèrent au contraire*, avec des répits de quelques jours, répits qu'on pouvait attribuer aussi bien aux irrégularités de ce symptôme qu'aux médications mises en œuvre, et qui déterminaient presque toujours un repos de quelque temps. (Perchlorure de fer, — ratanhia,— sulfate de quinine,—glace, etc...)

La malade, très-effrayée de ces hématémèses, finit cependant par les accepter comme chose peu dangereuse lorsqu'elle vit, comme je lui en donnais l'assurance, que ce symptôme était une manifestation supplémentaire des règles absentes et que, somme toute, la santé générale de sa grossesse ne semblait pas en souffrir.

Vers le huitième mois de la grossesse, les vomissements de sang devinrent plus rares. Les gencives, pendant ces moments, devinrent malades, molles, fongueuses, saignantes, douloureuses, et cet état ne se modifia ni par le chlorate de potasse, ni par les astringents divers. Les cautérisations avec le nitrate d'argent en solution améliorent un peu la situation.

Le 25 octobre 1873, un accouchement long et laborieux termina la grossesse. A la suite survinrent des accidents graves : métro-péritonite subaiguë à répétition, puis un mois après, *plegmatia alba dolens* par poussées successives et partielles dans les veines des membres inférieurs et dans les veines du bassin. Ce ne fut qu'en février 1874, c'est-à-dire quatre mois après l'accouchement, que Mme X... put reprendre un peu ses occupations et sortir quelquefois. Elle était obligée de maintenir l'œdème des jambes à l'aide de bandes de flanelle, et de rester la plus grande partie du jour sur une chaise longue.

(1874). En février, les règles n'avaient pas encore reparu, et, à plusieurs reprises, soit le soir, soit vers minuit, soit le matin, il y eut, *à cette époque, des vomissements de sang* assez abondants (la valeur d'une tasse à thé), *accompagnés d'efforts très-pénibles et d'un malaise assez intense.*

En mars 1874, les règles, se rétablissent, les vomissements de sang reparaissent encore de loin en loin, pour disparaître d'une façon définitive, lorsque la santé revint peu à peu dans son état normal.

En juillet, j'envoyais Mme X... aux boues de Saint-Amand (Nord), où elle subit la cure des bains de boue sulfureux prolongés (de deux à quatre heures), et cela avec un bénéfice réel au point de vue de la circulation veineuse des membres inférieurs, et au point de vue de la santé générale.

Les gencives qui étaient restées molles et douloureuses, un peu gonflées, jusqu'en mai 1874 et qui s'étaient cependant modifiées très-sensiblement sous l'influence d'un collutoire à l'acide chlorhydrique, reprirent en juillet leur fermeté et leur indolence normales.

A la fin de la saison des bains de Saint-Amand, Mme X... put faire un petit voyage dans le Nord et en Belgique. Elle rentra à Paris le 15 août. En septembre, les règles se supprimèrent; une nouvelle grossesse commençait. Les vomissements alimentaires à la fin des repas, d'abord, glaireux le matin, et enfin sanglants, mais peu abondants reparurent. Ils durèrent jusqu'en octobre dernier; époque à laquelle (5 octobre) une perte se déclara, perte très-abondante, tellement même que le 7, M. le Dr Blum et moi, dans l'impossibilité où nous avions été jusque-là d'extraire le placenta en raison du peu de dilatation du col, nous nous tenions prêts à opérer la transfusion du sang. Le soir du 7, avec la pince à faux germe, nous pûmes retirer les débris de l'œuf et la perte s'arrêta. A dater du 5 octobre, les vomissements ne se produisirent plus. Peu après la délivrance, une nouvelle poussée de *phlegmatia alba dolens* se fit dans la jambe droite, puis dans la jambe gauche. — Au 28 novembre 1874, la malade était capable de se lever et de passer la journée sur une chaise longue. Les règles avaient reparu six semaines, jour pour jour, après la fausse-couche, et furent très-naturelles. Une petite poussée fluxionnaire vers les lèvres, le nez, les paupières, se produisit comme cela arrivait souvent en coïncidence avec la menstruation. Le matin il y a encore des vomissements glaireux sans aucune trace de sang.

Observation V. — Hématémèse au deuxième mois d'une grossesse probable chez une femme chloro-anémique et nerveuse. Gastralgie habituelle. Crises d'hystérie à l'époque de ses règles.

(Due à l'obligeance de M. le Dr Hemey.)

Mme C..., charcutière, âgée de 29 ans, était atteinte quand je la vis pour la première fois, le 8 juin 1874, d'une chloro-anémie qui durait, paraît-il, depuis plusieurs années.

Parmi les troubles nerveux présentés par cette malade, la gastralgie dominait. La menstruation était irrégulière, et fréquemment on observait un retard de quinze jours à trois semaines. Ces troubles avaient pris naissance à la suite d'une fausse-couche de quatre mois que Mme C... avait faite en 1872. Pendant trois mois un régime antispasmodique et ferrugineux fut suivi par la malade, mais assez irrégulièrement.

Le 28 juillet, à la suite de crises nerveuses, avec douleurs dans l'estomac et le ventre, les règles arrivèrent et ne furent que de courte durée.

Le 9 septembre, nouvelle apparition des règles, plus abondantes cette fois, mais toujours accompagnées de symptômes nerveux : étouffements, sensation de boule et d'étranglement, toujours beaucoup de gastralgie.—Valérianate de fer.—Bromure de potassium.—Au bout de vingt jours, l'amélioration étant grande, la malade cesse tout régime.

Le 2 novembre, je suis appelé ; la malade venait de vomir 175 gr. environ d'un sang rouge avec caillots, sans spume et sans aliments. Elle ne tousse pas du tout et l'auscultation révèle une intégrité parfaite des organes de la respiration. Ce sang fut vomi deux heures environ après avoir bu une tasse de lait un peu chaud.

Depuis les deux mois qui me séparent de ma dernière visite, la malade n'a pas eu ses règles et a pris un certain embonpoint. Il n'y a cependant aucun signe absolument probant de grossesse. Le col lui-même n'est pas assez mou pour me faire diagnostiquer la grossesse. Cependant des vomissements fréquents accompagnés de douleurs vives et de symptômes nerveux très-variables se montrent depuis dix jours avec plus d'intensité.

La malade fut mise au régime lacté et au bout de douze jours, sous l'influence de ce traitement, les vomissement cessèrent.

Le 27 novembre, l'état de la malade est amélioré.—Les règles ne sont pas toujours venues et le col m'a paru plus ramolli qu'au commencement du mois. *La grossesse est probable.*

J'ai groupé, à dessein, ces trois observations d'hématémèses dites supplémentaires pendant le cours de la grossesse. Je l'ai déjà dit plus haut, ce ne sont pas de véritables vomissements de sang supplémentaires des règles ; ceux-ci ont une évolution et un caractère absolument différents des hématémèses qui surviennent périodiquement, en l'absence des règles, au moment et à cause de l'ovulation spontanée. Leur allure est spéciale ; ils se produisent irrégulièrement, sans époque fixe, tous les trois ou quatre jours, comme le montrent les troisième et quatrième observations, et ils diminuent de fréquence et d'abondance à mesure que la grossesse arrive vers le neuvième mois. Fait à noter, ils ressemblent, sous ce rapport, aux vomissements glaireux et alimentaires de la grossesse, ils ne paraissent pas troubler gravement les fonctions de l'estomac ; les digestions restent bonnes. Mais, néanmoins, les malades ont été profondément anémiées, et chez la femme, dont l'histoire si intéressante est racontée dans la quatrième observation, je crois que cette anémie, contractée pendant la grossesse, n'a pas été sans influence sur les difficultés de l'accouchement et les graves accidents qui l'ont suivi. L'observation de cette femme est remarquable à plus d'un titre : pendant deux grossesses successives, elle a des hématémèses. Les vomissements glaireux et alimentaires cessent vers le quatrième mois de la grossesse, tandis que les vomissements de sang persistent jusqu'au terme de la gestation. Ces hématémèses deviennent alors plus rares, moins abondantes ; mais il semble que, chez cette femme, l'organisme, dépossédé du flux menstruel, a besoin d'une autre hémorrhagie, d'une sorte de saignée révulsive ; les gencives deviennent molles, fongueuses, saignantes.

Il importe de remarquer que cette malade offre un exemple frappant de ces congestions et de ces poussées fluxionnaires qui surviennent à l'occasion et à cause des règles. C'est encore un cas qui s'ajoute à ceux que nous avons déjà cités. Observons enfin, qu'après la grossesse ou les accidents qui l'ont suivie, tout est rentré dans l'ordre ; la santé s'est rétablie et les règles ont reparu régulièrement.

Observation VI. — Observation communiquée par notre collègue et ami M. Duret.

Aménorrhée depuis l'âge de 13 ans chez une femme nerveuse, mais n'ayant jamais eu de crises d'hystérie. — Chaque mois, et d'une façon périodique, douleurs dans le ventre avec céphalalgie et malaise générale, suivies d'épistaxis abondantes et une dizaine de fois de vomissements de sang. — Congestion œdémateuse considérable du membre droit, simulant un phlegmon diffus, nécessitant l'intervention chirurgicale. — Les incisions ne donnent issue qu'à du sang qui s'écoule très-abondamment, au grand soulagement de la malade.

Riger (Françoise), 24 ans, domestique, entre à l'hôpital Lariboisière, le 9 avril 1874, salle Sainte-Jeanne, lit 14, service du Dr Tillaux.

Lymphatique et nerveuse, Françoise a eu la gourme dans sa première enfance et a été réglée à 11 ans. La menstruation fut assez régulière pendant une année. Mais à la suite d'une vive frayeur, ses règles se supprimèrent subitement. Elle fut prise alors de fièvre, de malaise et garda le lit pendant six mois environ.

Jusqu'à 24 ans, ses règles n'ont pas reparu. Chaque mois, d'une façon périodique, la malade éprouvait des coliques dans le bas-ventre, accompagnées de céphalalgie frontale intense et d'accès douloureux qui lui faisaient pousser des cris, et qui se terminaient, en général, par des épistaxis fort abondantes.

A 16 ans, première hématémèse fort abondante, à l'époque présumée de ses règles.

De 17 à 22 ans, pas d'autres troubles à noter que des douleurs vives dans le ventre, revenant périodiquement chaque mois, durant cinq ou six jours et accompagnées de nombreuses épistaxis. — Anémie persistante. — Pas d'hématémèses. — Pas d'attaques de nerfs. — C'est une malade qu'on peut ranger, je crois, dans la catégorie des hystériques sans crises.

Le 1er mai 1872, elle a un panaris de l'index de la main droite et un gonflement œdémateux énorme de la main et de l'avant-bras. On lui fit de nombreuses incisions qui ne donnèrent issue qu'à une grande quantité de sang. La cicatrisation fut des plus longues et contrariée par de nombreuses hémorrhagies. Pendant toute l'année 1873, les règles font défaut. — Douleurs dans le ventre, chaque mois, saignements de nez survenant deux ou trois jours après les coliques. — Parfois le bras devenait gonflé, douloureux, violacé, mais ce dernier accident ne parut pas être en coïncidence avec l'époque présumée des règles.

En décembre 1873, *deuxième vomissement de sang*, précédé de violentes douleurs gastriques. — Le sang vomi était noirâtre, et sa quantité évaluée à un litre.

En janvier 1874. Nouvelle hématémèse, précédée et suivie des mêmes symptômes.

A la fin de février, la malade fut prise d'accès de gastralgie très-intenses qui durèrent plusieurs jours et furent suivis d'un abondant vomissement de sang. — Françoise, déjà très-faible, tombe dans une anémie profonde et garde le lit pendant plusieurs jours.

Le 9 avril 1874, effrayée de vomir du sang et voyant les cicatrices bourgeonnantes de son avant-bras droit s'étendre et progresser malgré les moyens employés, elle entre dans le service du Dr Tillaux, salle Sainte-Jeanne, n. 14.

Le dos du poignet et de l'avant-bras, à droite, est recouvert de bourgeons charnus, ayant une hauteur d'environ 1 centimètre et formant des plaques et des îlots fort irréguliers, avec des intervalles de peau saine. Ils ne sont pas saignants, mais cachés sous une croûte jaunâtre.

C'est une kéloïde fort remarquable qui, grâce au repos et à des bains de bras appropriés, était presque guérie, au bout de quinze jours.

Le lendemain de son entrée à l'hôpital (10 avril), Françoise eut un vomissement de sang assez abondant et que je constatai. — Remarquons que c'est la quatrième hématémèse périodique depuis cinq mois.

Le 28. Françoise vomit encore du sang; j'estime à environ un litre la quantité rendue. Ce vomissement avait été précédé pendant trois ou quatre jours de céphalalgie, de douleurs violentes au niveau de l'utérus. — La malade éprouva un malaise général, un sentiment de constriction à l'épigastre, puis elle rend, presque sans efforts, comme par régurgitation, cinq ou dix gorgées de sang. — Cinq ou dix minutes après, survient un nouveau flot de sang et ainsi de suite; la crise dura une heure et demie environ. — Le sang rendu était rutilant et non aéré. Le vomissement de sang avait été suivi et non précédé de quintes de toux.

18 juin. L'avant-bras droit, autrefois occupé par la kéloïde, devient le siége de douleurs très-vives et d'un gonflement énorme. — La main est œdématiée, rouge, et le plus léger contact est excessivement douloureux.

Le 18. L'œdème a augmenté et a gagné le bras jusqu'à sa partie moyenne. — Hyperesthésie cutanée très-prononcée. — La rougeur paraît superficielle et comme érythémateuse. — L'œdème est dur et l'impression du doigt s'efface lentement. — On prescrit des sangsues sur l'avant-bras. — Dans la journée, la malade éprouve un soulagement notable.

Le 20. Légère amélioratiou.

Le 21. La main, l'avant-bras et le bras sont tellement gonflés et œdémateux que M. Tillaux, ne sachant à quelle cause attribuer ces troubles extraordinaires, admet la possibilité d'un phlegmon profond et pratique deux incisions profondes l'une en avant, l'autre en arrière de l'avant-bras. A la stupéfaction presque générale, les incisions font couler le sang en abondance, quoique aucun vaisseau important n'ait été lésé, mais ne donnent pas issue à du pus.

Lé 22. Le gonflement a diminué, douleurs toujours très-vives.

Le 23. La rougeur et la tuméfaction du membre ont complètement disparu. Les douleurs persistent.

Le 25. Vomissement de sang, annoncé, précédé et suivi par les mêmes symptômes que précédemment.

Le 26. Amélioration générale. Les douleurs diminuent dans le bras et l'avant-bras.

Le 27. Les règles font leur apparition, mais ne durent que deux heures environ.

2 juillet. La main, le poignet et l'avant-bras sont de nouveau tuméfiés. Ils présentent une teinte violacée très-accentuée. Les incisions, la veille encore couvertes de bourgeons charnus, sont absolument noires, et donnent issue à un écoulement de sang peu abondant. Nous examinons à nouveau avec beaucoup de soin la région malade pour expliquer la cause de ce nouvel accident. Nous ne trouvons rien de satisfaisant. L'œdème s'arrête au milieu du bras.

5 juillet. Les crises douloureuses reparaissent, un peu moins violentes, parce que la malade est brisée par la fatigue et par l'emploi de calmants sous toutes les formes. Le sang a coulé par la vulve un peu dans la nuit, l'avant-bras est complètement revenu à son état normal. Toute tuméfactiou et toute rougeur ont disparu dans les trois jours.

Le 21. La malade se plaint de douleurs très-vives dans le bas-ventre. La pression en effet à l'hypogastre et sur la matrice est très-douloureuse par le toucher. On ne découvre rien d'anormal. Le Dr Périer, qui remplace M. Tillaux, prescrit six sangsues à la vulve tisane d'armoise, etc., etc.

22-28. Même état; le bras est assez tuméfié; il est le siége d'accès névralgiques très-douloureux pendant lesquels la malade pousse des cris aigus. Françoise n'est soulagée que par les injections de morphine.—On lui en fait jusqu'à dix par jour.

Le 29. L'application de six sangsues sur le col a soulagé manifestement la malade.

2 août. Les règles ont coulé un peu; mais cependant les douleurs persistent plus violentes que jamais dans le bas-ventre, au niveau de la matrice. Celle-ci est le siége de crampes très-douloureuses qui se répètent toutes les deux ou trois minutes.

Le 4. Le sang a coulé encore un peu par la vulve ; mais la dysménorrhée est toujours extrême. C'est à peine si trois lavements de chloral et dix injections de morphine calment un peu la malade.

Le 5. La malade passe dans le service de M. le Dr Millard.

Cette longue observation est intéressante sous plus d'un rapport. Il s'agit évidemment d'une jeune fille très-impressionnable affectée d'une dysménorrhée nerveuse, se caractérisant par des troubles généraux et locaux de l'innervation, et d'autant plus grave qu'elle n'était accompagnée d'aucune évacuation menstruelle. C'est sous l'influence de cette dysménorrhée que, de treize à vingt-quatre ans, la malade a eu, chaque mois, de la pesanteur, une sensation de plénitude, des douleurs violentes dans le bas-ventre, des accidents hystériformes, des douleurs de tête atroces, etc..., accidents qui s'amendaient aussitôt qu'apparaissaient les saignement de nez qui soulageaient beaucoup la malade, et qui étaient de véritables épistaxis supplémentaires.

Une dizaine de fois, ces épistaxis ont été remplacées par d'abondantes hématémèses; le fait n'a rien de surprenant. Je ferai remarquer, toutefois, que ces vomissements de sang ont profondément anémié et affaibli la malade; le fait curieux à noter est la couleur violacée que prenait la surface de la kéloïde de l'avant-bras droit, à quelques-unes des époques menstruelles, et la congestion œdémateuse que présentait cette région, à d'autres époques analogues. Pour tous ceux qui ont suivi attentivement cette malade, ce gonflement œdémateux était une sorte de déviation de règles, et un jour il affecta si bien les allures d'un phlegmon diffus profond que le Dr Tillaux pratiqua, sur l'avant-bras, deux profondes incisions qui ne donnèrent issue qu'à une grande quantité de sang, au grand soulagement de la malade.

Observation VII.—Hématémèses supplémentaires des règles chez une femme non hystérique. — Traitement par des applications répétées de sangsues sur le col. — Les bains de siége et la glace à l'intérieur. — Guérison (1).

Une femme de 33 ans, grêle, d'une faible constitution, s'était bien portée jusqu'à l'âge de 24 ans, époque à laquelle elle devint grosse pour la première fois. Ses règles avaient été jusque-là abondantes pendant six jours chaque mois; elles ne se rétablirent que quatre mois après l'accouchement; elles furent peu abondantes pendant cinq à six mois. Alors, au moment de ses règles, cette femme eut, sans cause connue, un vomissement de sang considérable qui se reproduisit aux époques menstruelles suivantes. Cette gastro-hémorrhagie s'accompagnait de vives douleurs d'estomac qui ne persistaient pas quand le vomissement de sang cessait, en sorte que, dans les intervalles des règles, cette femme jouissait d'unn bonne santé. Cet état dura plus d'une année.

L'hématémèse fut ensuite remplacée par uu flux hémorrhoïdal abondant, qui survenait avec les règles et durait pendant huit à dix jours chaque mois; l'hémorrhagie menstruelle était à peine marquée.

Une deuxième grossesse arriva et, pendant sa durée, une épistaxis abondante survint deux ou trois fois. Après la grossesse, l'épistaxis reparut chaque mois en même temps que les menstrues pendant environ dix-huit mois. L'hématémèse se reproduisit ensuite et suivit la même marche que les autres hémorrhagies, mais elle était fort abondante et laissait chaque fois cette femme dans un état de débilité très-grande. C'est alors que nous la vîmes; l'hématémèse était précédée, chaque mois, d'une douleur à l'épigastre qui devenait très-vive par l'ingestion des aliments et durait deux ou trois jours, pendant lesquels les règles survenaient en très-petite quantité. Puis l'hématémèse se manifestait; un ou deux vomissements de sang survenaient le matin pendant quatre ou cinq jours. Tous les accidents cessaient jusqu'à l'époque menstruelle suivante. L'utérus ne nous présenta aucune lésion. Nous fîmes appliquer, tous les jours, trois ou quatre sangsues sur le col de l'utérus, et nous conseillâmes un bain de siége chaud, chaque jour, pendant trois jours, avant l'apparition des règles et avant que la douleur gastrique survînt. On administrait, en même temps, des boissons et des aliments liquides à la glace. Malgré cette médication, l'hématémèse se reproduisit encore pendant deux mois, et les règles ne furent pas plus abondantes. Nous fîmes continuer, pendant tout l'intervalle des règles, l'administration de bains de siége chauds et l'usage des boissons et des aliments à la glace. A l'époque suivante, la

(1) Gendrin.—Histoire philosophique des hémorrhagies, t. II, page 65.

douleur gastrique et l'hématémèse ne revinrent pas, mais il se manifesta une épitaxis peu considérable et les règles durèrent trois jours. Quelques mois après, la malade était définitivement guérie.

Observation VIII. — Hématémèses supplémentaires des règles accompagnées d'accidents gastriques graves. — Les fonctions de l'estomac sont très-compromises.—Anémie consécutive.—Traitement par les révulsifs : sangsues à la vulve, etc... (1)

La nommée Grand, ouvrière, non mariée, âgée de 24 ans, réglée à 14, eut 4 menstrues régulières pendant deux ans; puis, sans cause connue, ses règles devinrent moins abondantes et s'accompagnèrent de chaleur, céphalalgie, malaise, douleur à l'estomac. A 18 ans, suppression complète des règles suivie des phénomènes suivants :

Douleurs à l'épigastre, céphalalgie, tintements d'oreille, aphasie sans perte de la mémoire ni de l'intelligence. Ces phénomènes étaient d'autant plus graves que le mois précédent la jeune fille avait perdu moins de sang...... grâce à une médication appropriée qu'elle suivit à l'hôpital de la Charité, (service de M. Fouquier,) les règles furent rappelées et devinrent régulières.

La jeune fille eut une santé parfaite pendant trois mois. A cette époque elle eut de violents chagrins et ce fut alors qu'elle fut prise, il y a quatorze mois, de pertes sanguines abondantes par le vagin qui duraient quelquefois un mois, d'autres fois vingt jours, jamais moins. Au bout de six mois de ces hemorrhagies la malade devint maigre, languissante. Grâce à l'administration du seigle ergoté, ces pertes se suspendirent tout à coup et la malade se crut guérie. Mais à mesure que l'époque des règles approchait, le ventre devint d'abord douloureux à la pression, puis la douleur resta continue, l'abdomen se tuméfia, se tendit insensiblement et, à l'époque des règles, se trouva tellement gonflé, que la malade prétend qu'on aurait pu la croire enceinte. Ce gonflement était accompagné de nausées, d'aigreur, de gêne de la digestion. Enfin, à ces symptômes s'en joignit un autre, c'est le vomissement de sang qui s'effectua avec tiraillements et douleurs vives à l'estomac. Les extrémités étaient alors froides et la figure pâle. Le sang est noir, pur, liquide; elle en rend quelques onces. Ce vomissement a lieu une fois par jour, d'autres fois plus souvent, il dure trois jours, le même temps précisément que les règles. Après cette scène le ventre reprenait son volume normal, les douleurs se calmaient, les autres phénomènes locaux et généraux disparaissaient et la malade, quoique souffrante, pouvait prendre quelque repos au lit jusqu'à ce qu'arrivât, le mois prochain, le cortége des symptômes que

(1) Clinique de la Charité, *Gazette des Hôpitaux*, t. IX, page 93.

nous avons énoncés. Telle a été la vie de la malade jusqu'à aujourd'hui 3 février, jour où elle est entrée à la Charité et nous a offert ce qui suit :

Cheveux noirs, peau brune, constitution assez maigre, tempérament nerveux sanguin, le ventre est très-douloureux, la pression exagère la douleur. L'estomac est gonflé et se dessine sous les téguments. A la percussion, il donne un son mat. Le pouls est petit, concentré, la langue est rouge, un peu sèche, pointue. La malade nous annonce que les règles par l'estomac auront lieu le 9. En effet, elles arrivent ce jour-là et durent jusqu'au 11. Le sang est noir, pur, liquide, sans caillots ; les vomissements sont accompagnés de leurs symptômes ordinaires.

Anxiété, refroidissement des extrémités, douleurs atroces dans l'estomac et, d'après la malade, les vomissements avaient été moins abondants que de coutume. Il est vrai aussi que, pour la première fois, le sang s'est échappé par les intestins ; car les matières fécales en ont été teintes pendant trois jours.

Traitement. — Limonade sulfurique. Lavement simple.

Le 9 février. Plus de vingt sangsues à l'estomac. Le 13. La région épigastrique est toujours douloureuse, 15 sangsues à la vulve, eau de Rabel, trois soupes. Le 14. La douleur à l'estomac est moins vive, mais céphalalgie. Eau de Rabel. Bains de pieds. Le 17. Même état. Eau de gomme. 15 sangsues au siége. — Lait.

La marche de cette maladie va donc suivre son cours ordinaire jusqu'à ce qu'on parvienne à l'enrayer au moyen de révulsifs sur les membres inférieurs, de sangsues à la vulve et de tous les autres médicaments propres à rappeler le cours des règles ; la malade reviendra sans doute bientôt à la santé.

Ces deux observations ont des traits communs qu'il importe de faire ressortir. On y trouve une succession d'hémorrhagies supplémentaires qui, dans un cas, ont cessé pendant le cours d'une grossesse pour reparaître après l'accouchement. Fait déjà noté, les vomissements de sang, et les symptômes gastriques qui les précédaient ou les accompagnaient ont profondément débilité les malades. Chez la femme qui fait l'objet de la huitième observation, les fonctions de l'estomac ont été compromises et des accidents graves de gastro-entérite ont persisté même après la cessation du vomissement de sang périodique. Ces deux observations prouvent donc encore, ce que nous avons déjà exprimé plus d'une fois, que ces hématémèses succédanées du flux menstruel, d'une hémorrhagie physiologique, sont, malgré cela, des accidents, des hémorrhagies nuisibles qui troublent soit momentanément, soit d'une façon persistante les fonctions de l'estomac, débilitent les malades, et provoquent chez ces derniers une anémie qui va croissante à mesure que les époques menstruelles se succèdent. Plus l'anémie est grande, plus abondante et plus nuisible, en quelque sorte, sera le vomissement de sang. Ces gastrorrhagies ne sont donc pas sous l'influence de la pléthore, comme le croyait le clinicien de la Charité (obs. 8), mais bien sous la dépendance d'un trouble profond du système nerveux vaso-moteur, et, bien souvent, d'un certain état de chloro-anémie. Pénétré des doctrines de Broussais, il multipliait, pour guérir sa malade, les applications de sangsues aux cuisses, à la vulve, au creux de l'estomac ; c'était, croyons-nous, une méthode de traitement très-défectueuse et qui n'a plus cours aujourd'hui.

Observation X.—Suppression des règles à la suite d'un refroidissement. — Hématémèses supplémentaires accompagnées et suivies de vomissements alimentaires.— Les vomissements de sang et les accidents gastriques cessent à l'apparition d'un érysipèle de la jambe, puis reparaissent lorsque la malade est guérie.—Résultat négatif du traitement.

Une malade, couchée au n. 10 de la salle Sainte-Marthe, offre, en ce moment, un exemple d'une affection à la fois rare et curieuse, d'une hématémèse supplémentaire. C'est une femme de 19 ans. Réglée depuis l'âge de 17 ans, elle ne l'a jamais été régulièrement; lorsqu'il y a sept mois, se trouvant dans ses règles, elle éprouva un refroidissement; les règles se supprimèrent. Elle fut prise huit jours après, de nausées, de vomissements, de défaillance. Ces accidents se suspendaient d'abord par le repos, et la malade ne vomissait que lorsqu'elle prenait des aliments et des boissons. Jusque-là les vomisse-

(1) *Union médicale*. 1847, Clinique de Briquet à la Charité.

ments n'avaient rien présenté de particulier et n'étaient composés que de matières alimentaires. Mais, dix jours après, à l'époque où elle entra à l'hôpital Necker, elle vomissait du sang en grande quantité. Les vomissements étaient précédés d'un goût de sang à la bouche. A ce qu'il paraît, le premier vomissement de sang aurait été suivi d'une attaque d'hystérie, et depuis ces attaques se seraient reproduites toutes les fois que le vomissement ne pouvait avoir lieu. Quatre mois s'écoulèrent dans le même état, lorsque, à la suite de plusieurs applications de sangsues aux cuisses, les règles reparurent pendant trois jours; leur apparition fut marquée par la cessation des vomissements de sang. Cependant la malade vomissait de temps à autre des aliments.

Après un mois, elle a pu reprendre ses travaux et, pendant trois mois, sa santé ne laissait rien à désirer... Lorsqu'à cette époque, elle fut reprise de courbature, céphalalgie, nausées, coliques; dans la nuit, elle eut des vomissements alimentaires. Le lendemain, nouveau vomissement, mais cette fois formé de sang très-pur. Depuis, ces accidents se sont reproduits chaque jour, et il lui a été impossible de garder les aliments. Chose remarquable, malgré la durée des accidents, cette femme n'est pas épuisée. Elle a même conservé un certain embonpoint. Lorsqu'elle est entrée à l'hôpital de la Charité vers le milieu de janvier, c'était pour se faire traiter d'un érysipèle de la jambe qui datait de dix jours. Ainsi qu'il était facile de le prévoir, tant que la jambe a été malade, l'état général s'est notablement amélioré. La malade a encore vomi du sang, mais elle n'a pas vomi ses aliments.

L'érysipèle une fois guéri, tout a marché de nouveau. Chaque jour, cette femme vomit de 60 à 125 gr. de sang liquide noir; en outre, elle vomit des aliments, tantôt seuls, tantôt mêlés à du sang. La région épigastrique est le siége d'une sensibilité assez vive; mais on n'y distingue aucune tumeur; point de fièvre ni de rougeur de la langue; conservation de l'appétit, mais la malade ne peut garder d'autre aliment que du lait.. Encore l'a-t-elle vomi en quelques circonstance. Dans les derniers jours de janvier, les règles ont reparu et la malade s'est trouvée soulagée. Mais ce soulagement n'a été que de courte durée, et, malgré l'application de vingt sangsues à l'anus, destinée à entretenir la congestion vers l'appareil utérin, les vomissements ne se sont suspendus que pendant vingt-quatre heures. M. Briquet avait déjà essayé, à deux reprises d'appliquer des sangsues à l'anus, sans qu'il en eût obtenu d'amélioration. Les opiacés et l'eau de Seltz ne lui ont pas mieux réussi.

Avons-nous affaire, chez cette femme, à de véritables hématémèses supplémentaires des règles? Je ne le pense pas. A la suite d'un refroidissement, elle voit ses règles se supprimer. Immédiatement, malaise général, nausées, vomissements alimentaires, coliques, puis, dix jours après, vomissements de sang abondants suivis d'attaques d'hystérie. Ces hématémèses, il faut le noter, sont quotidiennes, comme les troubles gastriques et les vomissements alimentaires. Les crises de nerfs sont fréquentes et le traitement institué par Briquet est impuissant. Ces vomissements de sang n'ont donc pas l'allure d'hémorrhagies supplémentaires, c'est-à-dire périodiques. Sans doute, ils cessent lorsque la malade a un érysipèle de la jambe ou lorsque les règles reviennent accidentellement; mais ils n'apparaissent pas, comme les flux sanguins supplémentaires, à époque fixe, au moment et à cause de l'ovulation. Ils me paraissent plutôt sous la dépendance de l'hystérie. Ce sont des vomissements sanguins dont l'allure est irrégulière et qui présentent, comme tous les symptômes hystériques, ou une très-grande fixité ou une très-grande instabilité.

Observation X. — Suppression des règles chez une femme nerveuse, ayant des attaques d'hystérie. — Hématémèses supplémentaires. — Hémorrhagies supplémentaires périodiques par les jambes, le bras droit, une plaie du pouce, la paupière, la malléole externe, le rein, le nombril, etc. Guérison (1).

Mlle A... éprouve, dès l'âge de 11 ans, des accès d'hystérie fréquents, suivis d'un vomissement de sang. A 11 ans, les menstrues apparaissent, la santé se rétablit et l'écoulement a lieu régulièrement pendant plusieurs mois.

Une vive frayeur détermine une suppression avec de fort accès d'hystérie; un acte de violence détermine une nouvelle suppression.

Dès la première aménorrhée, il se déclare *une déviation des menstrues*; les jambes deviennent enflées, se couvrent de vésicules et pendant six mois, le sang sort par ces petites tumeurs.

(1) Pinel. *Dictionnaire des sciences médicales*. Hématémèse.

Le bras gauche se tuméfie; le sang choisit cette nouvelle voie, les jambes se guérissent. Ce phénomène dure un an.

Une *troisième déviation* se forme au pouce gauche à la suite d'une piqûre, et les règles coulent pendant six mois par cette petite ouver ure.

La quatrième année, immédiatement après un érysipèle de la face, deux ouvertures s'établissent ; l'une à l'angle nasal, l'autre sur le milieu de la paupière, et ces deux pertuis fournissent, pendant deux ans, l'*évacuation périodique*, qui cesse de se faire par le pouce.

L'abdomen devient à son tour le siége d'un érysipèle; *le nombril se prend et le sang sort régulièrement pendant cinq mois par cette partie à chaque époque menstruelle.*

L'écoulement insolite se fait jour pendant quatre mois par la malléole interne du pied gauche, deux mois par l'oreille du même côté et trois fois enfin par le sein du côté gauche. Lorsque le sang ne s'échappait par aucune voie fixe, il survenait des hémorrhagies nasales *et des vomissements de sang* précédés de convulsions, de maux de tête et d'étourdissements.

Après quelque temps de séjour à la Salpêtrière, il se fit un changement dans la santé de Mlle A..., et les règles prirent leur route ordinaire.

Cette observation est surtout remarquable par le nombre des régions du corps qui ont été le siége d'hémorrhagies. Trois faits surtout sont importants à noter : La malade avait des crises d'hystérie. L'hématémèse, la plus fréquente des hémorrhagies supplémentaires, n'apparaissait, dans le cas particulier, qu'en l'absence des autres hémorrhagies. Enfin, les différents écoulements de sang se sont produits dans des régions pathologiquement préparées, grâce à un érysipèle, par exemple, ou à une solution de continuité; telles furent les hémorrhagies par le pouce, la paupière, le nombril. etc.

Observation XI.—Hématémèses supplémentaires et hématidrose chez une femme strumeuse et hystéro-épileptique (1).

Mme X..., née en 1832, dont la mère jouissait d'une santé parfaite, et dont le père semble avoir eu des attaques de nerfs, eut, à 7 mois,

(1) Parrot. *Gazette hebdomadaire*, 1859.

des plaies strumeuses qui se cicatrisèrent rapidement : plus tard, ces cicatrices devinrent le siége d'une exsudation sanguinolente, sans douleur ni causes appréciables. A 6 ans, elle avait deux ou trois fois par mois des accès convulsifs avec perte de connaissance.

Un jour, sous l'influence d'un violent chagrin, les larmes furent teintes de sang. A partir de ce moment, l'hématidrose se montra fréquemment. A 11 ans, époque à laquelle parurent les règles, l'état sembla s'améliorer; mais bientôt les accidents revinrent aussi fréquents et se montrèrent généralement après une émotion morale.

Mariée à 15 ans, les accès prirent une nouvelle violence, disparurent pendant une première grossesse pour reparaître pendant une métrorrhagie.

Au commencement de 1858, à la suite de fatigues, la malade eut des vomissements : et le 1er août de la même année, une attaque survint avec perte de connaissance et exsudation de sang sur la face. C'est à ce moment que M. Parrot fut appelé auprès de la malade et qu'il reconnut que chaque mois, quelques jours avant ses règles, Mme X... était atteinte d'hématidrose, que la venue des règles faisait cesser.

L'affection eut la même marche jusqu'au 15 novembre, jour où des douleurs exacerbantes envahirent différentes parties de la région céphalique. Au plus fort de l'accès, la figure se couvre spontanément d'un masque sanglant : alors, aux cris aigus et à l'agitation qui accompagnent l'hématidrose, succède tantôt un abattement calme, tantôt une perte de connaissance avec ou sans mouvements convulsifs.

Le sang ne s'échappe pas également de toutes les parties de la peau : c'est surtout du front, des paupières inférieures, des ailes du nez, des lèvres, du menton qu'on le voit suinter sous forme de gouttes.

Le lendemain, la malade éprouve à l'épigastre la sensation d'un corps glacé, et aussitôt elle vomit avec des matières glaireuses une ou deux cuillerées de sang fluide et vermeil.

Cette hématémèse, qui est un accident habituel, s'est produite dans des circonstances bien dignes d'attention. Des douleurs céphaliques avec hématidrose se manifestaient de temps en temps : lorsque la malade avertie par sa sensation familière, vomit quelques gorgées de sang, presque simultanément, l'épigastre devient très-douloureux et la peau de cette région se couvre d'une rosée sanglante.

Le 23 janvier 1859, la santé est de nouveau troublée par un arrêt des règles. Des accès d'épilepsie, des douleurs stomachales et vulvaires, des efforts de vomissement, du spasme glottique se succèdent à de courts intervalles; puis la douleur passe au front qui se couvre de sueurs sanglantes. Des inhalations de chloroforme et quelques pilules d'opium rétablissent le calme.

Le lendemain, malgré l'administration préventive d'une forte dose de morphine, la tête devient douloureuse et le sang coule à plusieurs reprises des paupières inférieures. Après une attaque convulsive très compliquée, des élancements parcourent les aines, l'épigastre et la vulve. Ces douleurs, qui semblent occuper la profondeur des tissus, arrachent des cris à la malade et la jettent momentanément dans une agitation telle que l'on croirait avoir affaire à un accès de manie aiguë.

Chaque paroxysme névralgique débute d'une manière brusque et se termine par une attaque d'épilepsie ou par des efforts infructueux de vomissements suivis de spasme de la glotte, après quoi la malade anéantie tombe pour quelques minutes dans un état de somnolence, dont elle est bientôt tirée par de nouvelles douleurs.

Les règles reparaissent dans la soirée, et la journée suivante se passe sans accidents.

Le 28. Un nouvel arrêt dans la menstruation est suivi d'hématémèse, puis de perte de connaissance avec raideur tétanique et suintement sanguin dans le sillon des paupières inférieures; des douleurs inguinales et vulvaires analogues à celles que nous avons déjà décrites se manifestent avec une intensité dépassant toute expression.

Dans l'intervalle de ces accidents, Mme X... paraît jouir d'une santé parfaite, elle est douée de fraîcheur, d'embonpoint, rien ne dénote l'affection dont elle est atteinte.

Les facultés intellectuelles sont restées parfaitement intactes. Jamais au sortir de ses attaques, alors même qu'elles présentent les caractères les plus tranchés de l'épilepsie, la malade ne tombe dans cet anéantissement physique et moral qui succède d'ordinaire aux convulsions du mal caduc, et loin de là, à peine le paroxysme est-il terminé, quelle que soit sa nature, qu'aussitôt l'intelligence se manifeste avec sa vivacité habituelle..... M. le Dr Parrot s'est attaché à combattre dans cette affection l'élément doulouleux pendant les attaques; dans leur intervalle, la diathèse strumeuse et un état chlorotique évident. Les vésicatoires volants, le chloroforme, l'opium ont rempli la première indication, le fer, les préparations iodées, la seconde.

Cette observation, empruntée à l'étude que le docteur Jules Parrot a publiée en 1859, dans la *Gazette hebdomadaire,* sur la sueur de sang et les hémorrhagies névropathiques, est surtout remarquable comme exemple frappant d'hématidrose.

Ici, l'hématémèse n'offre qu'un intérêt secondaire — c'est un des nombreux symptômes qui font cortège à l'hématidrose — notons, toutefois, que les vomissements de sang coïncident avec la suppression des règles et alternent avec la sueur de sang ou l'accompagnent. M. Parrot appelle ces flux sanguins des hémorrhagies névropathiques, et prouve que l'hématidrose n'est pas héréditaire, qu'elle est toujours liée à des accidents hystéro-épileptiques, et s'accompagne souvent d'hémorrhagies parenchymateuses.

Cette observation confirme pleinement cette manière de voir.

Les quatre observations suivantes appartiennent au Traité des hémorrhagies de Latour (d'Orléans). Elles manquent de nombreux détails importants, et cette lacune leur enlève une grande partie de leur valeur; néanmoins, nous ne croyons pas inutile de les citer :

Observation XII. — Menstrues suppléées par des hématémèses.

Une fille, domestique des parents de Vanderwiel, aux approches de ses mois, en était quitte pour vomir beaucoup de sang. Ce médecin a été bien souvent témoin de ce fait. Cette évacuation ne diminuait rien de la vivacité et de la gaieté de cette fille, et ne lui faisait aucun mal.

Observation XIII. — Menstrues supplées par une hématémèse.

Thomas Bartholin rapporte l'histoire d'une femme qui avait eu une suppression de règles pendant un an, et qui, chaque mois, dans des temps réglés, vomissait du sang grumelé, sans ressentir de chaleur à la région de la rate.

Observation XIV. — Suppression des règles avec hématémèse.

Une femme, âgée de 30 ans, éprouva une grande terreur au moment de ses règles. Elle était encore tremblante, lorsqu'elle fit usage d'une grande quantité d'eau froide. Elle perdit l'appétit à la première menstruation : le sang coula par l'utérus, mais en plus petite quantité, avec des anxiétés précordiales, des nausées, des vomissements, froid des extrémités et rougeur de la face.

Au troisième mois, les mêmes symptômes revinrent : ils furent accompagnés pendant huit jours d'un vomissement aussi durable de sang, qui affaiblit beaucoup la malade.

Observation XV. — Suppression par colère, suivie de vomissement de sang, qui se répètent à toutes les époques menstruelles.

Le professeur Michel Albert a vu une femme qui vomissait beaucoup de sang après un violent accès de colère. Ce vomissement effraya tellement la malade vive et sensible qu'il fut aussitôt suivi d'un trouble universel dans les fonctions, et notamment d'une suppression des règles. Ensuite, aux époques périodiques de ce flux, les mêmes efforts pour vomir se réveillèrent, et l'hématémèse revint.

Nous trouvons dans *The Lancet*, nov., 1861, les deux observations suivantes d'hématémèse supplémentaire :

Observation XVI.

Une fille de 24 ans, exerçant la profession de domestique, avait été réglée pour la première fois à l'âge de 22 ans. Cette fille était pâle et légèrement chlorotique. Les règles normales n'ont apparu que quatre fois, et ont été remplacées par une hématèse mensuelle. Sans être jamais très abondante, la quantité de sang vomi était très-variable. A chaque époque menstruelle, la malade éprouvait des nausées très-pénibles. On la mit à l'usage des pilules d'aloès et de myrrhe, et on lui fit prendre une mixture de vin ferrugineux et d'infusion de quassia. Sous l'influence de ce traitement l'état s'améliora notablement; mais, au bout de quinze jours, une éruption eczémateuse se développa sur la face et l'on suspendit l'administration du fer. Au bout de quelques mois de séjour à l'hôpital, le vomissement de sang a cessé; mais les règles ne se sont pas rétablies; il n'est donc pas probable que la guérison soit définitive.

Observation XVII.

Une couturière, âgée de 28 ans, avait cessé de voir ses règles depuis trois mois. L'écoulement menstruel avait été remplacé depuis cette époque par une hématèse périodique. La malade était constipée ; elle souffrait d'une céphalalgie continuelle et éprouvait quelques douleurs dans le ventre. Avant son départ de l'hôpital, les accidents avaient cessé, et les règles avaient repris leur cours normal.

Observation XVIII. — Hématemèses supplémentaires chez une femme hystérique. (Observation due à l'obligeance du Dr H. Liouville.)

Del... Léocadie, cuisinière, âgée de 26 ans, avait déjà été soignée, il y a deux ans, à la clinique de M. le professeur Béhier pour des manifestations hystériques multiples, quand elle rentra le 22 août 1874, à l'Hôtel-Dieu, salle Sainte-Anne, se plaignant de malaise général, de douleurs abdominales siégeant surtout dans la région du petit bassin. La matade offrait de plus les signes d'une hystérie très-manifeste.

Elle a toujours été mal réglée depuis quelques années, et, à chaque époque menstruelle, elle éprouvait diverses manifestations morbides, les unes vers la tête, d'autres vers les organes thoraciques, parfois de violentes douleurs rhumatoïdes.

Elle accoucha le 22 octobre 1873, et depuis ne revit jamais ses règles.

Le moment des époques menstruelles s'accusa de plus en plus par des troubles variés, et en avril, 1874, c'est sous forme d'hématémèse qu'ils se manifestent. Elle rendait en vomissant de quoi remplir une ou deux cuvettes d'un sang caillé, noirâtre, non spumeux, totalité rejetée en deux ou trois jours. Pendant ce temps, nausées continuelles, goût de sang à la bouche, affaiblissement, perte des forces, anémie, etc....

Le caractère était plus irritable, les idées bizarres, et parfois elle était atteinte d'une rétention d'urine complète. Le cathétérisme était nécessaire. Le ventre était volumineux, douloureux ; les régions ovariennes fort sensibles à la pression, et les intestins distendus par du météorisme.

En septembre 1874, nous assistâmes à une de ces *crises mensuelles*. Celle-ci dura le 5, où il y eut une hématémèse abondante ; le 6, où elle rendit encore beaucoup de sang en vomissant.

L'application d'un vésicatoire epigastrique fut jugée nécessaire. — Boissons froides. — Glace. — Alimentation très-douce.

Le 7, l'hématémèse, dont l'abondance peut être évaluée pour cette crise périodique à 2 cuvettes environ, était terminée.

Le 8, facies meilleur. La gastralgie est très-atténuée.

Le 20, la malade quitte l'hôpital, ne présentant plus aucun trouble gastrique.

Comme il est facile de le remarquer, les observations que nous venons de rapporter, présentent toutes un ensemble de caractères communs ; elles ont aussi des symptômes qui leur sont propres, et qui leur donnent un cachet spécial. Le symptôme commun, c'est le vomissement de sang, résultat de la fluxion utérine déviée sur la muqueuse de l'estomac; mais, cette hématémèse supplémentaire, suivant l'âge des sujets, leur constitution, leur tempérament, leur prédisposition, leur idiosyncrasie, est précédée, accompagnée et suivie de phénomènes morbides qui varient avec les malades et qui donnent, dans chaque cas particulier, au vomissement de sang un caractère original plus ou moins tranché.

Examinons donc, en premier lieu, l'évolution clinique des hématémèses supplémentaires, considérées en elles-mêmes; puis nous verrons les symptômes dont elles s'accompagnent, et les accidents qu'elles peuvent déterminer.

Le vomissement de sang supplémentaire des règles peut, comme l'indiquent nos observations, se présenter sous deux aspects différents :

Dans quelques cas (obs. 2 et 8), les malades savent exactement le jour où elles vomiront du sang. C'est généralement le matin que survient l'hématémèse; la veille ou même quelques heures auparavant la malade éprouve du malaise, une céphalalgie frontale plus ou moins intense, des bouffées de chaleur au visage, une sensation de plénitude et de pesanteur à l'épigastre; elle a des nausées, des coliques, quelquefois le goût du sang à la bouche; c'est la période pendant laquelle l'hémorrhagie se prépare à la surface de la muqueuse gastrique. Puis, subitement, après quelques efforts plus ou moins douloureux, elle rejette, soit immédiatement, soit en plusieurs fois, quelques gorgées d'un sang pur, rouge, fluide, quelquefois noirâtre, avec des caillots et précédées de vomissements glaireux et alimentaires. Ces accidents se renouvellent en général, chaque matin, deux ou trois jours de suite, c'est-à-dire, pendant toute la durée de la période menstruelle correspondante.

La quantité de sang rendue est variable ; certaines malades (obs. 2 et 10), vomissent en une seule fois jusqu'à 500 grammes de sang. D'autres, et c'est le plus grand nombre, ne remplissent, chaque fois, que la moitié ou le quart du crachoir de l'hôpital ; c'est une quantité qu'on peut évaluer à 80 ou 150 grammes de sang.

La période de ces hématémèses supplémentaires une fois terminée, la plupart de ces malades se sentent soulagées ; elles éprouvent un véritable bien-être ; leur santé est revenue et aussitôt elles reprennent leur travail, leurs habitudes, leur vie ordinaire jusqu'à l'époque menstruelle suivante.

Mais, chez d'autres femmes, les vomissements de sang supplémentaires s'accompagnent d'accidents beaucoup plus alarmants et de complications beaucoup plus graves. Dans ce cas, l'hématémèse est, en général, précédée de symptômes nerveux ; tantôt ce sont des attaques d'hystérie (obs. 3, 5, 8, 9, 10, 11) ; avec tous les phénomènes qu'elles déterminent. D'autrefois (obs. 6 et 10), la femme éprouve dans le bas-ventre des crampes très-douloureuses, qui retentissent dans les aines et les cuisses, provoquent la dysurie, du ténesme vésical, quelquefois de la diarrhée ; la malade souffre tellement qu'elle pousse des cris, se tord sur son lit en même temps que les crises nerveuses se succèdent. Puis, se manifeste au creux de l'estomac, une douleur, intense, gravative ; elle s'irradie dans le dos, les hypochondres et bientôt retentit sur l'économie tout entière. Les traits sont altérés, la face tantôt vultueuse, tantôt pâle, les douleurs de tête insupportables, les extrémités froides.

Puis, la sensation de pesanteur douloureuse et de plénitude gastrique s'accuse davantage ; les nausées arrivent et, quelques instants après, la malade a un ou plusieurs vomissements de sang, douloureux en général, et plus ou moins abondants. Lorsque la crise est terminée, certaines malades, épuisées par la fatigue et par l'hémorrhagie, tombent dans l'abattement, la prostration et s'alitent pendant plusieurs jours.

Chez d'autres, ces hématémèses sont suivies d'attaques d'hystérie ou d'hystéro-épilepsie, en même temps qu'apparaissent certaines complications, comme l'hématidrose (obs. 11), ou bien encore un léger écoulement utérin.

Quoi qu'il en soit, les symptômes et les accidents qui, chez chaque malade, peuvent accompagner le vomissement supplémentaire, sont si nombreux et si variables, qu'il est impossible de les faire rentrer tous dans une description unique. Entre les deux que nous avons données, se placent, nous l'avouons, un certain nombre de cas intermédiaires. Mais, tous se rapprochent plus ou moins des deux types de malades que nous avons décrits; c'est, à vrai dire, une question de nuance que la lecture de l'observation de chaque malade peut seule faire valoir.

DIAGNOSTIC.

« Les conditions dans lesquelles se produisent les règles supplémentaires, leur ténacité, leur périodicité, empêchent qu'on ne les confonde avec des phénomènes d'un autre ordre. On voit bien quelquefois se manifester des hémorrhagies par différents organes d'une manière supplémentaire, mais on ne les trouve pas, comme ici, en connexion intime avec la menstruation, c'est-à-dire, avec le retour périodique de l'ovulation, de l'érection utéro-ovarienne et de la ponte spontanée. Elles tirent de cette particularité leurs signes pathognomoniques. »

Tels sont les quelques lignes que consacre le professeur Courty au diagnostic des hémorrhagies supplémentaires.

Certes, au point de vue théorique, elles suffisent pour l'établir d'une manière irréfutable ; nous n'avons rien à y ajouter. Mais, au point de vue clinique, dans certains cas d'hématémèses supplémentaires des règles, le praticien, malgré ces données théoriques, peut quelquefois être très-embarrassé.

Quand depuis longtemps, depuis 26 ans, par exemple, (obs. 2) une malade qui n'a jamais été réglée, a toutes les quatre semaines, régulièrement, plusieurs vomissements de sang; quand ces hématémèses ont été précédées, pendant trois années antérieures, d'hémoptysies nouvelles périodiques, sans que sa santé ait subi des atteintes profondes, on pourra, après un interrogatoire et un examen complet de cette malade, se prononcer et affirmer que ces vomissements de sang sont des hémorrhagies succédanées du flux menstruel, c'est-à-dire des règles supplémentaires.

Mais, supposons que, les règles ayant été brusquement supprimées, les vomissements de sang soient de date récente ; ils se sont produits déjà à plusieurs reprises. Chaque fois, la malade a eu, en même temps du melœna ; depuis lors, elle a l'esprit profondément troublé, elle s'affecte, elle est pâle, anémiée ; elle éprouve à l'épigastre et dans le dos une douleur assez vive qui revient par accès, elle a des troubles gastriques, quelquefois des vomissements alimentaires et de la constipation. Dans ces circonstances, le médecin consulté sera fort perplexe ; suivant l'âge de la femme, la première pensée qui lui viendra à l'esprit est que cette malade est atteinte d'un ulcère simple ou d'un cancer de l'estomac. Je ferai remarquer, d'ailleurs, que les auteurs comme Trousseau, Grisolle, Brinton,

Niemeyer, Jaccoud, ont complètement négligé ce point de diagnostic différentiel des hématémèses supplémentaires des règles avec les vomissements qui peuvent survenir dans le cas d'ulcère simple de l'estomac ou de cancer. Il faut donc, tout d'abord, déterminer avec beaucoup de précision les circonstances dans lesquelles s'est produite la suppression des règles; s'enquérir du tempérament de la malade, de sa constitution, de son état de santé habituelle, et rechercher si on n'a pas affaire à des hémoptysies.

On se rappellera donc que celles-ci sont toujours ou presque toujours précédées d'accidents pulmonaires, de quintes de toux, d'une chaleur insolite derrière le sternum; si alors, des vomissements surviennent, ils sont provoqués par la toux; ils se produisent après l'hémoptysie; ils sont, en général, alimentaires, et le sang qu'ils contiennent, par hasard, est du sang dégluti à sa sortie du larynx et qui a été rejeté au dehors avec les matières contenues dans l'estomac.

Une fois ce fait bien établi, que la malade a eu, non pas des hémoptysies, mais des vomissements de sang, si dans l'intervalle de ces crises hémorrhagiques la santé s'est maintenue bonne ou assez satisfaisante; si les hématémèses se sont produites à l'époque présumée des règles et ont affecté les allures de la menstruation; s'il est survenu en même temps qu'elles un léger écoulement utérin, on pourra penser avec quelque certitude qu'il s'agit de vomissements de sang supplémentaires du flux menstruel supprimé et dévié sur la muqueuse de l'estomac.

Mais si les symptômes sont moins tranchés, si les hématémèses, malgré leur évolution assez périodique, s'accompagnent d'accidents gastriques graves, d'accès de gastralgie avec une anémie plus ou moins profonde et un état de débilitation plus ou moins accusé de la malade, si l'on pense à rattacher ces vomissements de sang à l'existence d'un ulcère simple de l'estomac, on se rappellera que cette dernière affection, assez fréquente chez la femme, présente des caractères bien tranchés: une douleur vive, intense, surexcitée par l'ingestion des aliments, localisée dans un point fixe de la région épigastrique et retentissant dans la partie moyenne du dos; des vomissements glaireux le matin, alimentaires pendant la journée et parfois, mais d'une façon fortuite et accidentelle, des vomissements de sang, tantôt noirâtre, d'autrefois pur, fluide, vermeil; langue rouge, du mœlena, de la constipation, de l'anémie qui peut simuler la cachexie et qui entraîne, en général, l'aménorrhée; tels sont les signes principaux et caractéristiques quelle présente. L'ensemble de ces symptômes donne à l'ulcère simple de l'estomac un caractère original bien tranché. Ce qu'il importe de retenir, c'est que les vomissements de sang qu'il provoque ont, comme ceux qui surviennent chez les hystériques, une allure absolument irrégulière; pendant huit ou dix jours de suite, les malades auront des hématémèses en même temps que des vomissements alimentaires; puis ils pourront, pendant les trois ou quatre mois suivants, n'en présenter aucune. En un mot, dans le cas d'ulcère entraînant l'aménorrhée et se compliquant de vomissements de sang, le défaut de périodicité des hémorrhagies, leur apparition en dehors de l'époque présumée des règles, leur caractère irrégulier et accidentel, leur gravité relativement plus grande et la présence des autres signes principaux que nous avons énumérés permettront au clinicien d'établir son diagnostic.

Dans d'autres cas, les vomissements de sang supplémentaires des règles peuvent, s'ils se manifestent chez la femme, à l'époque de la ménopause, faire croire à un cancer de l'estomac (obs. 1 et obs. 2).

Dans l'observation n° 1, l'ensemble des symptômes que présentait la madade prêtait à l'erreur. Depuis un certain temps, chaque mois, et après une suppression de ses règles, elle vomissait du sang tantôt noirâtre et mêlé à des aliments, d'autres fois rouge et presque pur. Elle avait, depuis cette époque, de l'inappétence, des nausées fréquentes, des vomissements glaireux le matin, alimentaires une heure après les repas et consécutivement anémie, décoloration des muqueuses, teinte pseudo-cachectique de la face, amaigrissement, débilitation générale, sommeil agité, rêves pénibles, etc. En un mot, comme je l'ai raconté, tout le monde s'y trompa, à l'exception de M. le docteur Millard, et on crut à un cancer de l'estomac; or, c'est en tenant compte de l'âge critique de la malade, en observant le caractère régulier et périodique des vomissements à l'époque présumée des règles, l'absence d'œdème des membres inférieurs, etc... que M. Millard était arrivé à formuler le diagnostic précis d'hématémèses supplémentaires, et à guérir cette femme après deux mois de traitement.

D'ailleurs, chaque malade, affectée de vomissements de sang supplémentaires des règles, présente, comme on peut s'en convaincre, en lisant nos observations, des difficultés de diagnostic qui varient avec chaque sujet et qu'il est toujours possible de surmonter, en interrogeant avec soin les malades et en prêtant attention à tous les symptômes. Car il en est, croyons-nous, des hématémèses supplémentaires, comme de beaucoup d'autres affections médicales; leur diagnostic est généralement facile; pour y arriver, il n'y a qu'une seule, mais réelle difficulté à résoudre, c'est d'y penser.

PRONOSTIC ET TRAITEMENT.

Comme nous l'avons dejà dit dans le cours de ce travail, et comme nous allons le formuler dans nos conclusions, l'hématémèse supplémentaire des règles, quoique compatible chez certaines femmes, avec la santé, constitue toujours un acte pathologique, un phénomène morbide. Une fois l'époque des règles supplémentaires passée, c'est-à-dire après avoir vomi du sang pendant deux ou trois jours, quelques femmes se sentent soulagées et reprennent aussitôt leur vie ordinaire et leur travail ; mais, chez le plus grand nombre, ces vomissements sanguins soit par eux-mêmes, soit par les troubles gastriques qu'ils provoquent, déterminent une anémie profonde. Sans doute, dens certains cas, l'estomac paraît s'habituer à ces hémorrhagies mensuelles, il parvient à les tolérer ; mais il n'en est pas moins prouvé par nos observations que presque toutes les malades avaient des fonctions gastriques fort défectueuses, et des troubles de nutrition très-difficiles à guérir, même quand l'écoulement utérin a reparu normalement d'une manière périodique.

Le traitement doit remplir trois indications, il doit s'adresser : 1° à l'aménorrhée ; 2° à l'hématémèse supplémentaire ; 3° aux accidents gastriques, à l'anémie consécutive et aux symptômes hystériques, s'ils existent.

Deux ou trois jours avant l'époque présumée des vomissements de sang, l'usage des bains de siége chauds, des ventouses sèches sur la région des reins et aux membres inférieurs, une ou deux applications de sangsues à la face interne et supérieure des cuisses, ou bien une ou deux sangsues sur le col ; l'emploi de la tisane d'armoise, des capsules d'Apiol, des pilules emménagogues suivantes :

Aloès........	0,10
Rue..........	0,0
Sabine........	0,05
Safran.......	0,05 pour une pilule.

L'usage de la glace, une alimentation froide et d'une digestion facile, l'exercice, les longues promenades à pieds et parfois l'équitation rempliront les deux premières indications.

Dans l'intervalle des époques menstruelles, le régime lacté et autant que le permet l'état de la santé de la malade, le quinquina, les ferrugineux, l'exercice au grand air, et au besoin, le bromure de potassium rempliront la troisième.

CONCLUSIONS.

1 Les vomissements de sang supplémentaires des règles s'observent presque toujours chez des femmes impressionnables et d'une excessive sensibilité ;

2° Quoique dérivant d'une hémorrhagie physiologique déviée, ce sont des accidents qui, parfois, sont compatibles avec la santé, mais qui presque toujours aggravent l'état des malades. Ils constituent une habitude morbide qui s'est substituée à une habitude physiologique ;

3° Ils ont pour caractère principal, comme l'a prouvé le Dr Albert Puech, de se produire périodiquement, chaque mois, comme de véritables règles supplémentaires, au moment et à cause de l'ovulation spontanée ;

4° Ils n'impliquent pas la stérilité, à moins de complications graves, la grossesse est possible et a été observée, comme le montrent nos observations;

5° Les vomissements de sang, pendant la grossesse ne sont pas de véritables hémorrhagies supplémentaires des règles. Ils sont irréguliers dans leur évolution et n'affectent nullement les allures de la menstruation. Ils ressemblent à ces pseudo-menstruations qu'on observe parfois, chez certaines femmes, pendant le cours de la grossesse ;

6° Les hématémèses supplémentaires des règles se compliquent le plus ordinairement des troubles gastriques dont la gravité varie avec les sujets, mais qui, tôt ou tard entraînent l'anémie avec toutes ses conséquences.

Paris. A. Parent, imprimeur de la Faculté de Médecine, rue M.-le-Prince, 31.

www.ingramcontent.com/pod-product-compliance
Ingram Content Group UK Ltd.
Pitfield, Milton Keynes, MK11 3LW, UK
UKHW021145220726
13924UKWH00003B/1028